LE CONSERVATEUR

DE LA SANTÉ

DES MÈRES ET DES ENFANS.

LE CONSERVATEUR

DE LA SANTÉ

DES MÈRES ET DES ENFANS,

CONTENANT : 1°. la conduite que les Femmes doivent tenir avant le Mariage pour conserver leur santé ; 2°. Le Régime et les Précautions qu'elles doivent employer pendant et après leur Grossesse ; 3°. L'Education qu'elles doivent donner à leurs Enfans pour assurer leur Santé, leur Force et leur Beauté.

PUBLIÉ PAR WILLIAM BUCHAN,

Médecin - Docteur du Collége royal des Médecins d'Edimbourg,
Sous le titre de CONSEILS AUX MÈRES SUR LEUR SANTÉ, etc.

Faisant suite à la MÉDECINE DOMESTIQUE, du méme Auteur.

SUIVI d'un Extrait d'un Ouvrage du Docteur CADOGAN sur le même sujet.

TRADUIT DE L'ANGLAIS

PAR THOMAS DUVERNE DE PRAÎLE

REVU ET AUGMENTÉ DE NOTES

Par le Docteur MALLET, *Médecin de l'Hôtel-Dieu de Paris.*

Auditæ voces, vagitus et ingens
Infantumque animæ flentes in limine primo ;
Quos dulcis vitæ exsortes et ab ubere raptos
Abstulit atra dies et funere mersit acerbo.

Il entend les voix plaintives et les cris aigus des enfans enlevés à la mamelle, qui, commençant à jouir d'une douce lumière, ont été précipités dans une éternelle nuit.

VIRG. *Enéide*, liv. VI, trad. de *Desfontaines.*

A PARIS,

Chez MÉTIER, Libraire, rue du Pont-de-Lodi, près la rue de Thionville et le quai des Grands - Augustins.

AN XII. — M. DCCCIV.

A MA MÈRE.

Il m'est doux, mon excellente Mère, de pouvoir inscrire votre nom à la tête d'un Ouvrage qui, me montrant à combien de périls l'enfance se trouve exposée lorsqu'elle est livrée entre les mains de l'ignorance et de la corruption, me donne une idée d'autant plus grande de mes obligations envers vous. Quand je ne vous devrois que la vie, ce seroit déjà beaucoup sans doute ; mais j'ai reçu de vous un corps sain et une éducation raisonnable. De concert avec le meilleur des Pères, vous n'avez rien oublié pour faire germer dans mon cœur les principes de religion, de morale et de vertu que vous pratiquiez. Ah! la reconnoissance et l'amour filial y ont du moins poussé de profondes racines , et ces sentimens n'en sortiront jamais.

Lorsque je porte mes regards en arrière, et que je m'arrête sur les diverses époques de ma vie, je le dis avec vérité, il n'est qu'un seul temps que je regrette et que j'aimerois à voir recommencer. Ce sont mes dix premières années, les seules que j'aie passées auprès de vous. Temps heureux ! où sans négliger mon éducation morale , vous soigniez davantage le développement de mes forces physiques ; où, donnant beaucoup à la nature, vous vous rappeliez aussi que j'étois né pour vivre avec d'autres hommes ; que j'aurois souvent besoin de leur bienveillance, de leur indulgence , et qu'il falloit par conséquent m'inspirer de bonne heure des sentimens d'humanité , et m'apprendre à compatir aux maux et aux foiblesses de mes semblables.

Trente ans se sont écoulés depuis ces jours de paix , d'innocence et de bonheur dont le souvenir m'est si cher. Que d'orages ont grondé! que de têtes a frappé la foudre! et combien de fois n'ai-je pas dû me croire séparé de vous pour toujours? A peine encore il s'est écoulé quelques semaines depuis le moment où j'ai vu tomber les fers dont mes mains avoient été chargées sur une terre étrangère. Mais ceux-là n'étoient pas lourds à porter. Quand on a le cœur vraiment français, on peut se consoler d'être traité en ennemi, par les ennemis de la France.

Un dédommagement inappréciable m'attendoit à mon retour. Après douze ans de malheurs et d'exil j'ai retrouvé ma Patrie. Rattaché à la grande famille des Français, je veux, je crois être digne de ce bienfait. Je le suis, s'il suffit pour cela de préférer la France à tout autre pays; de ne faire de vœux que pour sa prospérité et pour le bonheur de ses habitans; d'être soumis à ses lois; de respecter ses magistrats, et d'être toujours prêt à lui faire le sacrifice de toutes mes facultés et de ma vie. Si l'on a pu douter que ces sentimens fussent dans mon cœur, c'est qu'il est venu des jours de trouble et de discorde civile pendant lesquels on ne distinguoit plus où étoit la Patrie. Mais ces temps sont passés. L'ordre est rétabli. Les lois ont repris leur empire. La justice est rentrée dans son temple. Le devoir des Français n'est plus équivoque. Je ne méconnoîtrai jamais le mien. Je puis hardiment vous le promettre. Tout me portera à le remplir ; mais je le remplirois encore, lors même que je n'aurois d'autre motif pour cela que le desir de ne plus voir renouveler vos inquiétudes maternelles.

DUVERNE.

PREFACE

DU TRADUCTEUR.

Le succès qu'a eu en France la Médecine domestique du docteur *Buchan*, me donne l'espérance que la traduction d'un nouvel ouvrage de ce médecin célèbre y sera reçue avec plaisir. Etranger à l'art de guérir, je ne me serois pas permis de faire passer dans notre langue un traité purement médical sur les maladies des mères et des enfans, et sur le traitement qui leur convient. Mais j'ai cru pouvoir, sans aucun inconvénient, traduire un livre où il est presque uniquement question des moyens de se passer des secours du médecin et de la médecine dans la première éducation des enfans ; véritable traité d'hygiène à l'usage des mères, et qui mérite d'autant mieux leur confiance que les conseils qu'il renferme sont appuyés sur quarante ans de pratique et d'expérience. N'écrivant point pour les médecins, et

sentant que , pour être véritablement utile ,
il falloit se faire comprendre par les femmes
auxquelles son ouvrage est adressé , M. *Buchan* a dépouillé son style de tout appareil
scientifique. Mais , dans sa simplicité , il est
toujours clair , et souvent éloquent. Si la ver-
sion française n'avoit pas le même mérite , ce
seroit la faute du traducteur.

Les principes du docteur *Buchan* , sur la
première éducation physique des enfans, sont
à peu près ceux du philosophe de Genève,
qu'il cite fréquemment, et dont quelquefois il
s'approprie les idées et jusqu'aux expressions ;
de sorte qu'en lisant son quatrième chapitre,
où il traite particulièrement de cette première
éducation , on croit presque relire le premier
livre de l'*Emile*. Cependant, avec un peu d'attention et de justice , j'espère qu'on ne sera
tenté d'accuser, ni l'auteur des CONSEILS AUX
MÈRES de plagiat, ni son traducteur de commettre la bévue de rapporter en France ,
comme exotique , une plante indigène. Ce
sont bien, en partie, les principes de *J. J. Rousseau* que M. *Buchan* développe dans ce chapitre , mais ils y sont dépouillés de ce qu'ils
peuvent avoir d'exagéré et de systématique

dans l'*Emile*. « Un philosophe éloquent a
» excité l'enthousiasme maternel, mais j'ai
» cru qu'un philosophe médecin le devoit di-
» riger », dit le docteur *Alphonse Le Roy* dans
l'introduction de l'ouvrage qu'il vient de publier sous le titre de MÉDECINE MATERNELLE.
C'est sans doute la même idée, très raisonnable, qui a engagé l'auteur anglais à écrire
son livre, et l'on verra, en le lisant, qu'il y
subordonne toujours, autant qu'il le croit nécessaire, les vues du philosophe aux connoissances et à l'expérience du médecin.

Ce n'est pas sans dessein que je me sers de
l'autorité du docteur *Le Roy*, pour montrer
comment M. *Buchan* a pu se persuader qu'il
feroit quelque chose d'utile en traitant un
sujet sur lequel on a déjà tant écrit. La MÉDE-
CINE MATERNELLE et les CONSEILS AUX MÈRES
SUR LEUR SANTÉ ont paru, celui-ci en Angleterre, l'autre en France, dans le courant de la
même année. Ces ouvrages sont écrits par deux
médecins célèbres qui, tous deux aussi, se sont
spécialement occupés dès leur début dans la
carrière médicale des soins à donner aux mères
et aux enfans. Ainsi que le docteur *Buchan*,
M. *Le Roy* pense que « l'air, de bons alimens,

» des bains, une douce chaleur, des vêtemens
» libres, etc. sont des moyens de donner à un
» enfant le plus parfait développement » (1).
Cependant malgré cette conformité d'opinion
dans les points qui semblent les plus importans, ces deux médecins diffèrent assez dans
l'application qu'ils font de leurs principes, pour
qu'il semble presque que l'ouvrage de l'un ait
été destiné à servir de critique à l'autre.

En effet, si j'ouvre le livre anglais, j'y
vois que le but de l'auteur est de mettre les
mères dans le cas de se passer de la médecine,
et d'inspirer aux nourrices les plus forts préjugés contre l'usage des remèdes *qui font vingt
fois du mal pour une seule qu'ils font du bien.*

Dans la MÉDECINE MATERNELLE, au contraire, je trouve dès les premières lignes que
« *ce seroit une erreur de croire que la méde-*
» *cine est inutile aux enfans, et qu'il n'est pas*
» *de temps dans la vie où elle soit plus puis-*
» *sante et souvent plus nécessaire* » (2).

Le docteur *Buchan* me dit-il que « de toutes

____

(1) *Médecine maternelle*, chap. XXXI, p. 265.

(2) *Méd. mat.*, Introd. p. 1.

les pratiques, LA PLUS ABSURDE est celle de faire prendre à un enfant des potions purgatives avant de lui donner de la nourriture »; le docteur *Le Roy*, tout en convenant que le premier lait de la mère est purgatif, veut « *qu'on donne à l'enfant après sa naissance deux ou trois gros de sirop de chicorée composé de rhubarbe* » (1).

Le médecin anglais demande que l'enfant soit modérément couvert dans son berceau; l'auteur de la MÉDECINE MATERNELLE exige « *qu'il soit recouvert des vêtemens les plus moëlleux et les plus chauds* ».

La diète végétale est, suivant M. *Buchan*, la plus convenable aux enfans. « C'est une grande erreur, assure M. Le Roy, *après le lait il faut à l'enfant la nourriture des carnivores, le suc des chairs* » (2).

Je pourrois citer beaucoup d'autres passages où ces deux auteurs se trouvent d'une opinion diamétralement opposée. Le contraste que présentent leurs ouvrages paroîtra assez singulier

---

(1) *Méd. mat.*, chap. VII, p. 3o.
(2) *Méd. mat.*, chap. XIX, p. 113.

à ceux qui les liront, et qui remarqueront que les deux médecins se trouvoient dans une position semblable, et qu'ils sont partis du même point. Lequel des deux s'est égaré ? Je m'abstiendrai d'en dire mon opinion (1). J'observerai seulement que cette contradiction entre deux médecins graves et expérimentés, est une preuve sans réplique qu'il est nécessaire de revenir encore sur les principes qui doivent di-

---

(1) L'ouvrage du docteur *Le Roy* n'a pas été ménagé par les critiques. Le *Journal des Débats*, du 22 nivôse an 12, contient un article dans lequel il est traité avec beaucoup de sévérité. On y reproche sur-tout à l'auteur d'avoir employé avec profusion des termes de médecine et de chimie, et d'être entré dans des détails anatomiques inintelligibles pour les femmes auxquelles son livre est destiné. Il semble en effet qu'il auroit dû, comme M. *Buchan*, se mettre à la portée des personnes pour qui il écrivoit.

On trouve aussi dans le *Moniteur* du 12 nivôse an 12, un examen de la *Médecine maternelle*, dans lequel, quoique l'on se montre plus disposé à louer que l'auteur du *Journal des Débats*, on observe : *que la pratique du docteur* Le Roy, *à en juger par son ouvrage, vaut mieux que sa théorie.*

riger dans la première éducation des enfans, et sur-tout sur leur application dans la pratique, puisque ces choses ne sont pas encore invariablement fixées, malgré la foule de bons écrits publiés en Europe sur l'éducation physique des enfans.

L'ouvrage du docteur *Buchan* aura en France un genre particulier d'utilité, celui d'y faire apprécier à leur juste valeur les établissemens dont s'enorgueillissent tant les Anglais, et qu'on a beaucoup trop vantés parmi nous, parce qu'on n'a vu que l'intention dans laquelle ils ont dû être fondés, sans en soupçonner les inconvéniens et les abus. Le témoignage d'un médecin anglais, qui fut long-temps attaché à une dépendance très considérable du plus important de ces établissemens, ne doit pas être suspect, et les anglomanes les plus décidés ne seront sans doute plus tentés, après avoir lu ce qu'il rapporte de l'hôpital des enfans trouvés, et sur-tout des maisons de travail des paroisses en Angleterre, de nous les présenter comme des modèles à suivre.

Il est louable de nous exciter à imiter et à surpasser, s'il est possible, les Anglais dans ce qu'ils font de bien, et que nous ne faisons pas. C'est là une noble émulation ; et il seroit bien à desirer qu'il n'existât pas d'autre rivalité entre les deux nations. Mais au lieu de nous tant presser d'admirer les institutions de nos voisins, nous ferions mieux de les étudier et d'en examiner les conséquences. Alors nous ne serions pas trompés par l'apparence du bien. Nous jugerions en connoissance de cause, et nous verrions qu'il est beaucoup de choses dont on peut dire très justement, avec l'auteur du *Voyage sentimental* : « CELA EST MIEUX RÉGLÉ EN FRANCE ».

L'auteur anglais a ajouté à son ouvrage, en forme d'*Appendix*, un traité sur le même sujet, publié, il y a plus de cinquante ans, par le docteur *Cadogan*. J'ai cru pouvoir également le traduire, quoique la tâche ne fût pas très aisée : le style du docteur *Cadogan* n'étant rien moins que clair et châtié, et sa manière de traiter son sujet se trouvant tout à fait dépourvue de méthode. On voudra bien en lisant cet extrait, se souvenir du temps où il a été écrit. L'*Emile* n'avoit pas encore paru en France, et quoique les Anglais eussent le livre de *Locke*, des préjugés, des usages dont nous sentons aujourd'hui toute l'absurdité, dominoient dans leur île comme dans le reste de l'Europe, et étoient la règle de la première éducation. Les nourrices, les mères, et même la plupart des médecins s'y soumettoient aveuglément. Il falloit un jugement plus qu'ordinaire pour s'appercevoir qu'ils étoient contraires à la raison; il falloit sur-tout beaucoup de courage pour les combattre. Le docteur *Cadogan* a eu ce double mérite. Il ne diffère essentiellement de l'auteur des CONSEILS AUX MÈRES que dans un seul point. L'opinion de celui-ci est que le régime végétal est le plus approprié à notre organisation, le plus convenable pour les nourrices et pour les enfans. Le docteur *Cadogan* prétend au contraire que, comme nous sommes en partie des animaux carnivores, un enfant ne doit pas être uniquement nourri de végétaux, et qu'un mélange justement combiné de substances animales et végétales doit former sa diète ainsi que celle de sa nourrice. Mais, malgré cette différence d'opinion, ces deux médecins sont à peu près d'accord dans la pratique. Tous deux conseillent le lait de la mère comme nourriture exclusive de l'enfant pendant les premiers mois, et le docteur *Buchan* permet qu'on accoutume ensuite peu à peu les enfans à faire usage de substances animales.

Les deux auteurs conseillent ou proscrivent des alimens et des boissons qui sont peu connus en France, et dont on y fait peu d'usage. Je n'ai pas voulu altérer leur texte. Les alimens qu'ils recommandent sont ceux de facile digestion; ils ne permettent d'autres liqueurs fermentées que celles qui sont tempérées par beaucoup d'eau; enfin ils interdisent tout ce qui est lourd sur l'estomac, et sur-tout les liqueurs spiritueuses. Il ne peut être difficile pour personne de reconnoître, d'après cela, quels alimens et quelles boissons ils auroient conseillés ou défendus en France. Les *puddings* dont on trouve souvent le nom dans les deux ouvrages, sont des mélanges de farine non fermentée ou de mie de pain, d'œufs, de beurre, de raisins secs, de prunes, etc. plus ou moins sucrés, plus ou moins épicés. Ceux où l'on emploie de la mie de pain au lieu de farine non fermentée sont moins lourds que les autres, et ils le sont d'autant moins que les œufs, le beurre et les épices y sont plus épargnés. Le *pudding* est le mets favori des Anglais.

Le nombre des termes de l'art employés dans l'ouvrage que j'ai traduit est peu considérable, et, en général, on n'y trouve que ceux qui sont compris de tout le monde; cependant j'ai cru devoir, avant de le publier le faire revoir par un médecin éclairé, afin d'être assuré que je ne m'étois mépris sur le sens d'aucun mot important. Le docteur *Mallet*, médecin de l'Hôtel-Dieu, a eu la complaisance de le lire et d'y ajouter quelques notes. M. *Buchan* n'a rien dit de la vaccine, soit qu'il ait composé son livre avant cette découverte, soit qu'elle fût encore trop récente pour qu'il crût pouvoir en dire son opinion. Mais aujourd'hui que des expériences sans nombre, faites dans toutes les parties de l'Europe par d'habiles médecins, ont démontré qu'elle est un sûr préservatif de la petite vérole; aujourd'hui qu'en discutant l'histoire même de la découverte, on a pu se convaincre que le danger prétendu de faire passer dans le sang, avec le virus vaccin, le germe de maladies in-connues et plus terribles que celle qu'on veut prévenir, est absolument chimérique; aujour-d'hui, tout ouvrage qui traite de la première éducation des enfans est incomplet, s'il ne ren-ferme pas le conseil de les faire vacciner. Le docteur *Mallet*, en suppléant, dans une note, au silence de M. *Buchan*, aura donc ajouté réellement à l'utilité du travail de ce médecin, puisque la vaccine est un des meilleurs moyens d'assurer la santé et la beauté des enfans.

INTRODUCTION.

La conservation de la vie des enfans fut le premier sujet sur lequel j'écrivis en débutant dans ma carrière médicale : après quarante ans de pratique, j'y reviens avec plus de zèle et de plaisir. Mon zèle est excité par la pleine conviction que j'ai de son importance ; et le plaisir que j'éprouve naît de l'espoir de voir mon ouvrage produire un bien réel et durable. La bonne mère, la mère raisonnable n'écoutera pas, j'en suis sûr, sans un tendre intérêt, la voix de celui qui veut lui enseigner les moyens certains de conserver sa propre santé, de s'assurer de l'attachement constant du mari qui lui est cher, et d'élever des enfans beaux, sains et robustes. L'idée que les avis que je vais lui donner viennent d'un médecin, n'aura rien d'alarmant pour elle, quand elle verra que mon objet est de la mettre à même de se passer de la médecine, et d'arriver aux plus heureux résultats sans aucun sacrifice pénible. Le chemin par lequel je me propose de la conduire est uni et facile, les points de vue qu'il offre sont délicieux, et il mène à la source la plus pure du bonheur.

Plus je réfléchis sur la situation d'une mère,

A

et plus je suis frappé de l'étendue de son influence et de la valeur inappréciable de ses services. Dans le langage des amans les femmes sont appelées des anges ; foible et vaine galanterie : elles tiennent de plus près à l'idée que nous avons de la divinité. Non seulement elles créent, mais elles maintiennent leur création, dont la destinée future est dans leurs mains. Tout homme est ce que sa mère l'a fait, et c'est à elle qu'il doit avoir l'obligation du plus grand bien de la vie, d'une constitution saine et vigoureuse.

Mais lorsque je parle ainsi de la dignité du caractère de la femme, on doit concevoir que par le nom de mère je n'entends pas désigner celle qui se borne à mettre son enfant au monde, mais celle qui remplit fidèlement les devoirs maternels ; celle dont le principal souci est le bien-être de son enfant ; celle qui se trouve assez dédommagée de tous ses soins en le voyant croître et se fortifier sous ses yeux. Aucun effort subséquent n'est capable de guérir ou de pallier les maux occasionnés par la négligence d'une mère ; et c'est en vain que l'art du médecin est invoqué pour corriger ce qu'elle peut avoir eu le malheur de gâter par ignorance ou par inattention.

On a écrit beaucoup d'ouvrages sur le traitement des maladies particulières aux enfans : leur effet naturel est d'exciter la terreur, et d'engager les mères et les nourrices à droguer les malheureuses créatures pour le plus léger sujet, et à avoir plus de confiance dans l'efficacité de la médecine que dans tous les soins qu'elles peuvent prendre. Il entre dans le plan de celui que je publie de délivrer les mères de craintes mal fondées ; de leur apprendre à prévenir les maladies qui sont le plus souvent le résultat de la mauvaise manière dont les enfans sont gouvernés ; de leur donner une pleine confiance dans la méthode convenable de les élever, et de leur inspirer de forts préjugés contre l'usage des remèdes qui font vingt fois du mal pour une seule fois qu'ils font du bien.

Le charlatanisme, en fait de première éducation, n'est pas la seule erreur dont je tâcherai de désabuser les mères. Le défaut d'instructions convenables dans leur jeunesse leur fait commettre un aussi grand nombre de fautes, relativement à leur propre santé, que pour celle de leurs enfans. Le détail de ces fautes et les moyens de les réparer, forment une partie considérable de cet ouvrage ; le langage que j'y emploie est à la portée de tout le monde. Il est en effet nécessaire qu'il puisse être compris par toutes les femmes. Les règles que je prescris conviennent à toutes les conditions, excepté à l'état d'extrême misère ; et dans l'espoir de faire cesser cette exception, j'indique la méthode la plus efficace de venir au secours des femmes qui se trouvent dans une situation aussi affligeante. Et, en vérité, je ne connois rien à quoi l'humanité, la charité, le patriotisme, puissent s'appliquer d'une manière plus louable, rien même à quoi il convienne mieux d'employer une portion du revenu public, qu'à donner à des mères la faculté d'élever une race d'hommes sains et vigoureux, propres à honorer leur existence par des occupations utiles, et à défendre leur pays au moment du danger.

LE CONSERVATEUR

DE LA SANTÉ

DES MÈRES ET DES ENFANS.

CHAPITRE PREMIER.

Conseils aux Femmes avant le Mariage.

Le desir de conserver, d'augmenter la beauté individuelle, desir qui se développe de très bonne heure dans le cœur de la femme, lui a été donné par la nature prévoyante dans des vues aussi admirables qu'elles sont importantes. Il oppose une barrière puissante aux excès de toute espèce; et il est le motif le plus actif pour engager à la propreté, à la tempérance, à la modération dans l'emploi des forces, et à l'égalité dans le caractère. Il ne s'agit que de convaincre les jeunes personnes que ce sont là les véritables moyens de se rendre aimables, parce que ce sont les seuls d'assurer la jouissance de la santé, unique essence de la beauté. Au lieu donc de contrarier un desir aussi naturel, montrons la route qu'il faut suivre pour le voir entièrement rempli, et empêchons ainsi une foule de femmes aimables d'en prendre une mauvaise, et de détruire leur santé et leur beauté par les moyens absurdes qu'elles emploient pour se procurer cette dernière seulement.

Une des premières vérités qu'il faille imprimer dans l'esprit des jeunes personnes, c'est que la beauté ne peut pas exister sans la santé, et qu'il est absolument impossible d'obtenir l'une par des moyens quelconques qui contrarieroient l'autre. C'est en vain qu'elles se flattent de rendre leur peau plus belle, ou de donner à leurs joues un coloris plus animé, si elles n'ont pas soin d'entretenir leur sang pur, et leur corps tout entier actif et vigoureux. La beauté des formes et de la figure n'est autre chose que la santé visible : c'est le miroir extérieur de l'état intérieur des choses ; le résultat certain d'un air pur, de la gaîté, de la tempérance et de l'exercice.

Peut-être n'est-il rien d'aussi pernicieux pour les femmes que l'usage des crêmes, des pâtes, des poudres, des lotions, et d'une infinité d'autres inventions pour adoucir la peau, ou lui procurer une blancheur et un coloris artificiels. Elles agissent toutes d'une manière doublement funeste ; non seulement elles détruisent la surface qu'elles étoient supposées devoir embellir, mais elles vicient la constitution, et font négliger très-malheureusement les grands préservatifs de la vie même. Un bouton, une rougeur, sont sans doute peu agréables à voir ; mais ils ont l'utilité d'avertir à temps de l'état impur des fluides, et des efforts que fait la nature bienfaisante pour repousser la matière morbifique. Il conviendroit donc bien plutôt de seconder ces efforts par une diète et un régime judicieux, que de rejeter l'impureté dans le sang, et de convertir en germes de corruption et de maladie les moyens mêmes de santé. D'ailleurs le plomb et le mercure forment le principal ingrédient de tous ces cosmétiques si vantés, et étant absorbés par la peau, ils ne peuvent manquer d'occasionner des crampes, des spasmes, des convulsions, des coliques, et l'inguérissable suite des maladies nerveuses et pulmoniques.

La beauté est encore altérée, et la santé trop souvent détruite par d'autres pratiques absurdes, telles que celle de boire du vinaigre, dans la vue de se procurer une taille fine et svelte ; et celle d'éviter de s'exposer au grand air, de crainte de nuire à la délicatesse imaginaire d'une belle peau. Le vinaigre employé comme assaisonnement et en quantité modérée, sert à corriger la tendance à la corruption qu'ont plusieurs alimens, et alors il est aussi sain qu'agréable ; mais pris en abondance, et dans le dessein de diminuer l'embonpoint, il devient extrêmement dangereux ; il occasionne une transpiration excessive, relâche les entrailles, donne au sang un degré considérable d'acrimonie, et affoiblit beaucoup tout le système. La crainte du grand air est encore plus ridicule et plus nuisible. Voyez la jeune laitière : le tissu de sa peau annonce la santé ; ses joues ont la couleur et la fraîcheur des roses. Est-il besoin de preuve plus convaincante que le grand air ne sauroit être nuisible à la beauté ? Les partisans de la mode peuvent affecter de mépriser ces charmes naturels, et de les appeler vulgaires. Le cœur de l'homme éprouve leur attrait irrésistible, et sa raison applaudit à la juste préférence qu'il leur donne. Ah ! sans doute il n'y a nulle comparaison à faire entre cette délicatesse, cet aspect langoureux et maladif que produit la réclusion, et l'air de vie qui brille sur un visage exposé sans cesse à l'action d'une bise rafraîchissante.

Que la femme qui sent le louable desir de paroître belle et de l'être réellement, ne mette donc pas sa confiance dans les vains conseils ou dans les arts trompeurs de la mode. Qu'elle consulte la nature et la raison, et qu'elle cherche la beauté dans le temple de la santé. Partout ailleurs elle se verroit trompée de la manière la plus mortifiante. Bientôt ses charmes seroient flétris, et son tempérament ruiné. L'amour de son mari s'évanouiroit avec ses attraits fugitifs, et sa couche nuptiale seroit frappée de stérilité ou maudite dans une race dégénérée, déplorable victime de l'imprudence d'une mère. Elle ne pourra pas transmettre à ses enfans ce qu'elle ne possédoit pas elle-même : foiblesse et maladie, voilà ce qu'elle légueroit à sa postérité ; et au moment même où elle se livreroit aux caresses de son mari, elle seroit affligée de cette idée que tout espoir d'avoir un fils sain et vigoureux est à jamais perdu pour elle.

La seule conduite à suivre pour prévenir d'aussi grands malheurs, c'est de tirer un parti convenable des moyens d'assurer la santé que j'ai déjà indiqués, et qui consistent dans la tempérance, l'exercice, le grand air, la propreté et la bonne humeur. J'ai traité ces sujets avec assez d'étendue dans ma Médecine Domestique. Cependant je crois utile d'ajouter ici quelques remarques.

En prescrivant la tempérance, mon dessein n'est nullement de restreindre l'usage modéré des alimens sains et agréables, non plus que des boissons de même nature ; mais dans cette classe gardons-nous bien de comprendre les liqueurs spiritueuses, l'usage trop fréquent des boissons chaudes et relâchantes, telles que le thé et le café ; les viandes salées, fumées, ou trop épicées ; le poisson salé ; les ragoûts, les sauces pesantes, la pâtisserie indigeste, enfin les fruits âcres et acides pour lesquels les femmes ont en général un goût immodéré. La fille attaquée des pâles couleurs, dont le goût pour ces sortes de vilenies est en même-temps une des causes et un des effets de sa maladie, est un objet digne de compassion ; mais comment peut-il se trouver une seule femme capable de la moindre réflexion, qui continue à satisfaire un appétit aussi désordonné, et à se nourrir des crudités les plus dangereuses ? Dans sa maturité le fruit est aussi sain qu'il est délicieux ; mais le cueillir et le manger lorsqu'il est encore vert, c'est traverser les desseins de la nature, et l'on peut s'attendre à éprouver les sévères effets de son ressentiment. Le temps le plus convenable pour manger du fruit, c'est le matin, lorsque l'estomac n'est chargé d'aucun autre aliment ; le soir même j'en approuverois l'usage de préférence à ces *thés* inventés par un luxe pernicieux, et sur-tout aux soupers composés de viandes. Un repas où celles-ci entrent ne doit pas être répété deux fois dans une même journée. Lorsqu'on a fait un bon dîner, il se passe nécessairement un long intervalle avant que la nature demande, ou même puisse supporter sans inconvénient un nouveau repas substantiel. Les soupers sont doublement nuisibles, tant à cause de l'heure à laquelle on les prend, que parce qu'il est dangereux de se coucher l'estomac plein. Il n'est pas rare de voir des attaques d'apoplexie être la suite de ces repas imprudens et déplacés, dont les effets certains sont des nuits sans repos, des rêves effrayans, un sommeil interrompu et incapable de rafraîchir le sang, l'impossibilité de se lever matin, des maux de tête, la pâleur sur la figure, et une foiblesse générale. Quiconque attache quelque prix à la santé et à la beauté, ne fera jamais que de très-légers repas le soir, et se couchera de bonne heure, c'est-à-dire, jamais plus tard que de dix à onze heures, afin de jouir d'un doux repos, et de pouvoir se lever de grand matin avec une nouvelle force et une nouvelle ardeur aux plaisirs et aux occupations de la journée qui doit succéder.

Un air pur, un exercice modéré ne sont pas moins importans que les alimens et la boisson. Les femmes sont très retenues dans leurs maisons par leurs devoirs domestiques et leurs occupations sédentaires : c'est pour cela même qu'elles devroient sortir souvent, et prendre de l'exercice au grand air, non pas dans une voiture fermée, mais à pied ou à cheval. Si le mauvais temps les empêche de sortir, la danse, pourvu qu'elles ne s'y livrent pas jusqu'à se fatiguer, leur offre dans leur maison l'amusement le plus sain et le plus agréable. Les seuls autres plaisirs sédentaires qui conviennent à leur sexe sont la musique vocale ou instrumentale, ou la lecture, à voix haute, de quelques beaux morceaux de poésie ou d'éloquence. Les jeunes personnes, les mères de famille devroient abandonner entièrement les tables de jeu et les cartes aux vieilles filles qui ne risquent que leur propre santé, et qui n'ont aucun goût pour les autres plaisirs de la société.

Il paroîtra peut-être un peu singulier que j'aie pu croire un moment nécessaire de recommander la propreté au beau sexe. Je suis loin de vouloir donner à entendre que je le soupçonne le moins du monde de se négliger à cet égard. Ma seule intention est de lui donner une plus grande idée encore de son utilité, et de lui indiquer de nouveaux moyens d'en tirer avantage. Les femmes me semblent trop économes d'eau : elles craignent qu'elle ne gâte leur peau et ne lui donne une rudesse désagréable. C'est une grande erreur. L'eau pure peut être justement considérée comme une vraie source de santé, et son usage fréquent est le plus sûr moyen d'embellir la peau, et de fortifier le corps entier. L'utilité de la peau dans notre organisation est bien plus grande que la plupart des hommes ne pensent : ce n'est pas une simple enveloppe, une simple défense pour préserver de l'irritation ou des injures extérieures les organes délicats du sentiment ; c'est un des grands conduits, admirablement créés par la nature pour expulser les humeurs dangereuses et superflues de notre corps. La matière de la transpiration rejetée ainsi au dehors doit obstruer les pores et relâcher la peau, à moins qu'on n'ait soin de lui ménager une facile issue en entretenant la surface entière du corps parfaitement propre, souple et élastique, ce qu'on ne peut faire qu'en se lavant fréquemment, et en essuyant avec soin et à l'instant même les parties lavées. Ceux qui n'ont pas de baignoire devroient au moins se laver tous les matins et tous les soirs le visage, le cou, les mains et les pieds. L'expérience ne tarderoit pas à les convaincre que plus ils s'habitueroient à cet usage, même partiel, de l'eau pure, et plus ils le trouveroient agréable et utile. Ceux dont l'éducation dirigée par une aveugle tendresse a rendu le tempérament et la peau trop délicats, doivent commencer par n'user pendant quelque temps que d'eau tiède ; ils en diminueront ensuite graduellement la chaleur jusqu'à ce qu'ils puissent employer l'eau froide, non seulement sans danger, mais avec avantage. L'eau froide comme préservatif de la santé est bien plus fortifiante que la tiède : cependant cette dernière peut être souvent très utilement conseillée dans des cas particuliers d'infirmités, d'indisposition ou de maladie.

Les femmes qui ont de la délicatesse et du bon sens sont assez attentives à écarter de leur personne toute mal-propreté extérieure et visible ; mais toutes ne savent pas qu'une vapeur, trop déliée pour être sensible à la vue, s'échappe continuellement par les pores, dont il est en conséquence nécessaire de tenir les petits orifices propres et ouverts. C'est par la même raison que le linge et toutes les parties de l'habillement qui touchent à la peau, doivent être fréquemment changés, parce qu'ils s'imprégnent de la matière de la transpiration, et que lorsqu'ils en sont remplis, non seulement ils s'opposent à ce qu'il s'en échappe davantage, mais qu'encore une partie de ce qu'ils ont reçu peut être réabsorbé par la peau et rejeté dans le système. L'habillement doit de plus être aisé, et aussi léger que le permet la nécessité d'une chaleur convenable, de manière à n'être pas assez pesant pour trop augmenter la transpiration, ni pour la gêner, non plus que la libre circulation du sang par sa compression.

Parmi les nombreuses améliorations aussi favorables à la santé qu'à la grâce, à l'aisance et à l'élégance, que l'habillement des femmes a éprouvées, aucune ne mérite plus d'être louée que l'abandon de l'usage des corps : et en vérité il est impossible de penser à l'ancien corset de baleine, étroit et étroitement lacé, sans étonnement, et même sans quelque horreur. Nous sommes aussi surpris que choqués de cette dangereuse folie qui faisoit employer comme une partie de l'habillement, et même comme un

ornement personnel, ce qui devoit nécessairement arrêter l'accroissement des jeunes personnes, et produire des difformités, sans parler
des dérangemens et des maladies que cet usage
occasionnoit. Il est inutile que je fasse remarquer les graves inconvéniens attachés à une
semblable pression sur la poitrine et le bas-ventre
dans l'état de grossesse ; mais je crois devoir relever un défaut très commun parmi les jeunes
femmes qui vivent aujourd'hui à Londres, qui,
quoiqu'elles n'aient pas porté de corps, peuvent
être soupçonnées d'avoir hérité de leurs mères
quelques-uns des pernicieux effets d'une telle
coutume.

L'imperfection dont je veux parler est le
manque de mamelons, défaut contre nature, et
qui semble devoir son origine à l'usage des corps
lacés. Il est si commun de voir les enfans res-
sembler à leurs parens dans la forme extérieure,
qu'il n'est pas improbable qu'une fille puisse
porter cette marque de l'imprudence de sa
mère, et la transmettre même à ses propres
enfans du même sexe. Dans les pays où l'usage
des corps n'a jamais été pratiqué, le manque
d'un mamelon est aussi extraordinaire que celui
d'un membre, et l'on n'y voit aucune mère que
ce défaut empêche de remplir un de ses plus

sacrés devoirs; mais à Londres les exemples en sont trop fréquens pour être attribués au hasard, et peut-être n'en peut-on donner de raison plus satisfaisante que celle que j'indique.

Dans l'énumération que j'ai faite des moyens d'augmenter la santé et la beauté, l'enjouement, ou l'égalité de caractère occupe la dernière place, quoiqu'il ne soit certainement pas le moins efficace. Il a sur le corps comme sur l'esprit la plus heureuse influence, donne une impulsion salutaire à la circulation du sang, entretient tous les organes de la vie dans un jeu facile et agréable, donne au maintien des graces enchanteresses, tandis qu'en même temps le calme continuel de l'intérieur répand sur la physionomie le charme le plus attrayant. La mauvaise humeur, au contraire, et l'inégalité du caractère remplissent la vie d'amertume, sapent le tempérament, et sont plus funestes à la beauté que la petite vérole elle-même, car leurs ravages sont plus certains, plus dégoûtans et plus durables.

Tels sont les principaux objets que j'ai voulu offrir à la réflexion des femmes avant le mariage, dans le dessein de les graver dans leur esprit. Des objets aussi importans dans toutes les situations et à toutes les périodes de la vie, méritent une attention toute particulière lorsqu'il est question de l'union des deux sexes. La femme foible, languissante, vaporeuse ou contrefaite qui ne craint pas d'entrer dans la couche nuptiale ne diffère guère de celle qui commettrait un meurtre volontaire. Une passion désordonnée peut lui faire desirer de devenir femme ; mais elle est tout à fait impropre à devenir mère. Elle risque sa propre vie, trompe les vœux naturels de son époux, et quand même elle auroit des enfans, cette race malingre, maladive, comme je l'ai déjà observé, auroit peu de motifs pour la remercier de sa misérable existence : et le mal ne tombe pas sur sa famille seule : la société entière se trouve matériellement offensée. Son bien-être dépend de la vigueur des membres qui la composent, et l'expérience de tous les temps a pleinement prouvé que le corps d'un laboureur ou celui d'un héros ne peuvent être ni moulés, ni nourris dans le sein de la foiblesse. L'aigle audacieux ne sauroit devoir le jour à la timide colombe.

Je ne quitterai pas ce sujet sans ajouter quelques mots sur le choix d'un mari. Les efforts que j'ai faits pour prouver que la santé est si nécessaire, si indispensable aux femmes destinées au mariage, doivent leur faire supposer que je crois qu'elle ne l'est pas moins aux hommes. Je suis toujours affligé quand je vois un bien aussi précieux sacrifié dans une alliance avec l'infirmité, ou dans d'autres termes, la jeunesse et la beauté livrées entre les bras glacés de la vieillesse. L'infortune est la conséquence inévitable de semblables mariages; mais je crains bien que mes remontrances n'aient que peu d'effet pour arrêter le mauvais usage de l'autorité paternelle, ou pour dessiller les yeux de la femme qui court aveuglément à sa ruine certaine, lorsqu'elle se laisse éblouir par l'éclat des richesses, ou charmer par l'idée d'un vain titre.

CHAPITRE SECOND.

Règles de conduite pendant la Grossesse.

Après ce que j'ai dit sur la santé, je crois très inutile de faire valoir aucune nouvelle raison pour convaincre les femmes de son importance majeure dès le moment où elles conçoivent, moment qu'elles doivent regarder comme celui de la perfection réelle de leur être. La nature alors vient de commencer son plus grand ouvrage, et il ne manque plus à son accomplissement que les soins de la mère. Ces soins ne sont point abandonnés au caprice, à la fantaisie, ni même aux fortes impulsions de l'amour paternel. La propre conservation de la mère est attachée à l'accomplissement convenable de son devoir ; sa santé, sa force, sa vie même sont intimement liées au bien-être de l'embryon qu'elle porte dans son sein ; et elle ne peut commettre la plus légère négligence sans exposer l'un et l'autre à un égal danger.

Il est douloureux pour moi de penser qu'il

puisse être nécessaire, pour prévenir un ou-
trage aussi atroce contre la nature que l'est
toute tentative qui tend à procurer l'avortement, d'avertir de la gravité des dangers qui
en sont la suite. Jamais une tentative semblable ne peut réussir sans l'alternative de la
mort très probable de la femme ou de la ruine
certaine de son tempérament. Les stimulans
dont on se sert pour forcer la sortie prématurée du dépôt sacré placé dans le sein de la
mère, doivent enflammer les parties qui le
contiennent au point d'y produire la gangrène,
ou du moins déranger et affoiblir tellement
tout le système, qu'aucun espoir de santé ou
de bonheur ne peut désormais exister pour
celle qui a assassiné son propre enfant.

Nous voyons dans l'ancienne histoire des
juifs deux femmes de mauvaise vie se dis-
puter un enfant vivant. Quelle différence
entre elles et celles de la même classe qui
existent parmi nous ! Si ces dernières conçoivent, elles n'ont d'autre desir, au risque
de leur propre existence, que de détruire
l'embryon qu'elles portent, ou de l'empêcher
de vivre. Quelle pitié peut-on avoir pour de
tels monstres, lorsque par l'exécution de leur
horrible dessein, elles donnent naissance à

ces symptômes mortels qui doivent bientôt terminer leur coupable carrière ?

La mère dénaturée n'est pas toujours le seul monstre qui participe à ces tentatives atroces. Son vil séducteur n'est que trop souvent le conseiller de cet acte du désespoir, et c'est ainsi que par un double meurtre, il couronne ses plaisirs criminels ! un troisième assassin, accoucheur ou sage-femme, doit aussi entrer dans ce complot infernal et prêter sa main pour consommer l'action infâme, sans égard pour le danger de la mère, et sourd au cri du sang de l'innocente créature ! Je ne lis jamais sans frémir une annonce de maison de retraite temporaire ou de prétendue commodité pour les femmes enceintes : je crois toujours y voir un piége tendu par la méchanceté aux femmes malheureuses, ou l'adresse impudente d'un être prêt à se rendre l'assassin de l'innocence. Il n'y a pas long-temps qu'un de ces misérables fut convaincu d'avoir tué et la mère et l'enfant ; et j'ai vu moi-même un grand nombre d'embryons montrés par un homme qui, j'en suis fermement persuadé, se les étoit procurés de cette manière.

La crainte de la honte publique ou du mépris particulier, sans excuser le meurtre, peuvent porter la malheureuse victime de la séduction à commettre un crime à la fois si abominable et si dangereux. Mais se peut-il qu'une femme mariée ait la folie et la méchanceté de chercher à se faire avorter, simplement parce qu'elle craint une trop nombreuse famille, ou qu'elle veut s'éviter la peine de nourrir et d'élever des enfans ? Quelle frénésie ! le même poison conduit elle et son fruit à la mort ; et c'est en vain qu'elle se flatte que son crime restera secret, ou qu'il n'existe pas de loi pour le punir. On ne viole jamais impunément les lois de la nature, et la femme qui se rend coupable de l'attentat dont je parle, est destinée à éprouver un jour, et d'affreux remords, et les tourmens les plus aigus qu'un tempérament usé, une constitution ruinée et irréparable puissent ressentir.

Mais, supposons qu'un avortement occasionné par des moyens aussi détestables ne mît pas en danger la santé et la vie de la mère ; supposons qu'une action si justement abhorrée de Dieu et des hommes, pût échapper à la punition ; supposons une femme sourde aux cris de la nature, incapable de tendres émotions, et sans crainte des suites funestes et immédiates dont sa personne est menacée : ah !

que le motif que je vais lui présenter retienne du moins sa main homicide ! peut-être cette créature qu'elle se dispose à détruire, deviendroit-elle la plus douce consolation de sa vie, et payeroit-elle tous les soins maternels par une reconnoissance sans bornes, si après l'avoir portée et nourrie dans son sein, elle l'élevoit avec une tendresse éclairée ; peut-être seroit-ce une fille destinée à la nourrir dans sa vieillesse, ou un fils qui combleroit son cœur de joie par sa conduite honorable et les succès qu'il obtiendroit. Je la conjure d'arrêter un moment, et de considérer qu'en détruisant ainsi volontairement l'enfant contenu dans son sein, elle fait évanouir, en même temps, toutes ses plus chères espérances, et que le danger actuel auquel elle s'expose est encore augmenté par la certitude du désespoir auquel elle ne peut échapper.

Si je me suis arrêté sur cette partie désagréable de mon sujet, c'est que je voudrois pouvoir prévenir même un seul de ces horribles forfaits ; mais la folie, l'ignorance, la négligence ont souvent des effets aussi funestes que les desseins criminels, et s'il est à craindre que je ne réussisse pas à réprimer ceux-ci, du moins puis-je me flatter que les défauts dont je parle peuvent être corrigés par l'idée plus juste de leurs dangers. Dans cette vue, je ferai quelques nouvelles observations sur les préservatifs de la santé, dont je me suis occupé dans le chapitre précédent : les règles générales que j'y ai prescrites conviennent à toutes les situations pendant la vie ; mais la grossesse exige un plus grand degré de soin et une connoissance plus parfaite de la manière de les appliquer.

La gaîté ou l'égalité de caractère que j'ai précédemment placées au dernier rang dans mon examen, doivent ici paroître en première ligne, étant de toutes les choses les plus desirables dans l'état de grossesse. Alors plus que dans toute autre circonstance, les changemens physiques semblent dépendre presque entièrement de l'état de l'ame, et la mère paroît se porter bien ou mal, suivant qu'elle se livre à des émotions agréables ou tristes. J'admire ce passage de l'histoire ancienne qui nous apprend que les sages de l'Orient s'appliquoient, pendant la grossesse de leurs femmes, à leur procurer des plaisirs doux et innocens, dans le but de tenir leur cœur toujours tranquille et satisfait. Ils espéroient ainsi empêcher que le fruit qu'elles portoient dans leur sein ne reçût d'autres impressions que des impressions gracieuses, paisibles et conformes à l'ordre. Belle leçon de sagesse, ainsi que de devoir et d'amour conjugal et paternel, et qui ne peut être trop étudiée, ni trop soigneusement pratiquée par l'époux qui met quelque prix à la santé de sa femme; qui desire s'assurer son affection et sa reconnoissance, et qui veut jouir du bonheur inappréciable d'être le père d'un enfant bien constitué, sain et vigoureux.

C'est aussi, lorsqu'elle est enceinte, qu'une femme doit être doublement attentive à conserver la plus grande douceur, la plus grande égalité de caractère, à écarter toute image d'inquiétude et de mélancolie; à retenir tout mouvement de colère; à soumettre enfin tout desir, toute passion déréglée au joug de la raison et de la modération. Le plaisir de devenir mère, le bonheur anticipé de donner à un tendre époux le gage le plus cher de l'amour mutuel, doivent naturellement augmenter sa gaîté, et auroient certainement cet effet, si ces sentimens n'étoient pas trop souvent contrariés par de fausses alarmes sur le danger imaginaire de sa situation. Il est donc de la plus grande importance de la convaincre que ses terreurs sont sans fondement; que loin d'être un état de maladie et de danger, la grossesse est la plus forte présomption de santé et de sûreté ; que le petit nombre d'exemples qu'une femme peut connoître de fausses couches ou de mort, sont dus à la conduite imprudente des femmes elles-mêmes ; que d'ailleurs ils sont trop peu considérables pour être comparés avec l'innombrable quantité de mères qui, pendant leur grossesse ou après leurs couches, jouissent d'une santé meilleure que dans tout autre temps ; et qu'enfin, les changemens qu'elle éprouve intérieurement, et les indispositions passagères qui les accompagnent, ne sont pas des symptômes de foiblesse, mais les conséquences d'une plus grande sensibilité dans la matrice, et des avis donnés à propos par la nature pour se prémunir contre les effets de l'indiscrétion ou de l'intempérance.

Un écrivain moderne, en traitant ce sujet, observe avec justesse que si cet accroissement de sensibilité a lieu dans une femme d'une constitution et d'un caractère très-irritables, il doit nécessairement augmenter sa foiblesse et ses infirmités, et produire des fièvres de diverses natures. Cette femme devient plus impatiente, plus inquiète ; elle se livre plus facilement à la crainte et à la colère ; son corps ne peut alors manquer de souffrir comme son esprit ; elle devient plus foible, plus maigre, et offre plusieurs symptômes d'étisie. Mais tout ce qu'on peut conclure raisonnablement de ces faits, c'est que la sensibilité est plus vive dans l'état de grossesse, et que toute indisposition antérieure, soit de corps, soit d'esprit, exige dans cette situation un degré extraordinaire de soins et d'attentions.

Quoique les tristes effets de la peur et de la mélancolie soient très funestes pour la santé de la mère et l'accroissement de l'enfant qu'elle porte dans son sein, cependant la colère est encore plus dangereuse : elle met le corps entier dans un état de convulsion, et fait porter le sang à la figure avec une grande impétuosité. La plénitude, qui est l'effet ordinaire de l'état de grossesse, augmente le danger. Quand le sang se porte avec rapidité à l'extrémité supérieure, un vaisseau peut se rompre, et cet accident peut arriver dans telle partie qu'il entraîne la mort de la mère et de l'enfant, ou du moins qu'il mette leur vie dans le plus grand péril. Souvent un accès violent de colère occasionne la rupture de quelque vaisseau sanguin dans le cerveau. Combien ne doit-il pas être plus facile de rompre ces vaisseaux délicats qui unissent la mère et l'enfant! et cela ne peut avoir lieu sans causer la mort certaine du dernier. J'ai connu une femme dont l'aorte ou grande artère se gonfla tellement qu'elle perça la poitrine, et parut extérieurement de la grosseur d'une demi-chopine; cet effort extraordinaire fut principalement occasionné par la violence de son caractère. J'ai encore eu le plus dégoûtant exemple d'une femme qui se battit, et qui, dans un accès de rage et de vengeance, accoucha d'un enfant dont les entrailles étoient entièrement sorties de son petit corps. On ne peut douter que les femmes emportées ne soient très sujettes aux fausses couches, lesquelles sont plus souvent l'effet de violence externe ou de trouble intérieur, que de toute autre cause. Les accidens de cette sorte sont les plus alarmans, d'autant que la femme qui a avorté une fois, a les plus justes raisons d'appréhender que le même malheur ne lui arrive encore.

Les cartes et les jeux de toute espèce, qui sont dans tous les temps le pire des amusemens, doivent être particulièrement évités pendant la grossesse. Alors l'humeur est plus aisément dérangée par les variations de la fortune, et l'esprit plus vite fatigué par l'exercice soutenu du jugement et de la mémoire. Les vieilles filles, comme je l'ai déjà observé, sont les seules personnes de leur sexe auxquelles on puisse passer d'employer quelques – uns de leurs tristes momens à une diversion si absurde et si malsaine.

La mère sensible n'a pas besoin que j'entre dans de plus grands détails pour être en état d'appliquer le principe que je viens de poser à toute passion, à tout penchant qui peut tendre à exciter des émotions pénibles dans l'esprit, et à altérer, à proportion, la santé du corps. Il faut qu'elle apprenne à retenir même ses desirs naturels dans de justes bornes, car le plaisir aussi, pris immodérément, peut avoir les mêmes effets que la peine. Parmi plusieurs excellens avis aux femmes enceintes, contenus dans un poëme latin, traduit par le docteur Tytler, on distingue celui qui suit :

Domptez vos passions : défendez votre cœur
D'un amour trop ardent, du chagrin, de la peur;
Evitez avec soin tout sentiment extrème,
Et jusques aux transports de l'époux qui vous aime.

Et ailleurs cet autre :

Pour conserver le fruit de vos premiers plaisirs,
Réprimez désormais vos amoureux desirs :

Au feu qui vit en vous un nouveau feu peut nuire,
Et ce qu'amour a fait, amour peut le détruire (1).

La modération doit aussi présider aux plaisirs de la table, dans l'état qui nous occupe. Tout excès ainsi que tout défaut d'alimens suffisans ne peut qu'avoir alors des conséquences graves. Le bien-être de la mère et de l'enfant dépend du soin avec lequel elle sait se tenir dans un juste milieu entre un besoin pénible ou des privations inutiles d'un côté, et trop de facilité à céder à un appétit dépravé ou immodéré de l'autre. Mais comme l'appétit naturel augmente à mesure que l'enfant croît et qu'il a plus de besoins, il convient d'examiner ces changemens tels qu'ils ont lieu aux différentes époques de la grossesse, et de montrer jusqu'à quel point il

––––––––––

(1) Voici les vers du docteur Tytler, qui valent sans doute mieux que les miens.

Subdue desires; nor let your troubled mind
Immod'rate love, or fear, or sadness find:
Give not yourselves ev'n to the nuptial joy,
Or aught that may your strenght or peace destroy.

   Curb each loose desire,
Lest added fuel quech the former fire:
Lest ye should lose the fruits of pleasure gone,
And love itself undo what love had done.

peut aussi être raisonnable de céder à cette sorte de desirs involontaires, souvent très extraordinaires et très bizarres, connus sous le nom d'*envies*.

Avant d'entrer dans des détails particuliers sur le régime des femmes enceintes, je demande la permission de recommander plus sérieusement que je ne l'ai déjà fait, de ne pas violer ma défense générale contre les liqueurs spiritueuses, les fruits verts, la pâtisserie et toute espèce d'alimens de haut goût, échauffans ou de difficile digestion. S'ils ne conviennent pas avant le mariage, ils sont maintenant doublement pernicieux, parce qu'ils peuvent non seulement altérer la santé de la mère, mais corrompre, vicier ou tout au moins appauvrir la source de vie qui doit entretenir l'existence de son enfant. Toutes les femmes doivent donc sentir de quelle importance il est pour elles de se défendre de contracter de mauvaises habitudes, ou de céder dans leur jeunesse à des goûts vicieux, afin d'éviter d'être obligées de s'imposer des privations pénibles lorsqu'elles deviendront mères, ou d'être alors dans la nécessité de changer considérablement leur première manière de vivre.

J'ai ci-devant posé en principe que la grossesse n'est ni un état d'infirmité, ni un état de maladie, mais seulement de plus grande sensibilité, et que les changemens qu'une femme éprouve alors en elle-même, quoiqu'accompagnés quelquefois d'un peu de douleur et d'indisposition, ne sont que des indications de sa situation, et des avertissemens contre l'indiscrétion et l'intempérance. Appliquons maintenant ce principe aux règles à suivre dans le régime, et nous trouverons qu'il est le plus sûr guide des femmes enceintes, soit pour leur conduite en général, soit, sur-tout, pour le choix et la quantité de leurs alimens et de leur boisson.

Le temps entier de la grossesse peut être divisé en deux parties presque égales : la première comprend les quatre mois qui suivent la conception, et l'autre les cinq mois qui précèdent l'accouchement. Pendant la première période, où la plupart des femmes ont une forte tendance à une plénitude excessive dans toute l'habitude du corps, la nature leur donne les avis les moins équivoques contre toute complaisance imprudente, par la foiblesse d'estomac, les nausées, les vomissemens fréquens, les maux de tête, la constipation, et tous les symptômes et les effets de l'indigestion. C'est une bien absurde et bien funeste erreur de supposer que les femmes ont alors un plus grand besoin de nourriture substantielle, tandis qu'au contraire, par suite de la cessation des règles et de la grande abondance de sang dans le système, la plus sévère tempérance est non seulement convenable, mais encore absolument nécessaire pour la conservation de la santé. Quand on la néglige, quand on n'a pas d'égard à l'état de l'estomac et de toute la constitution dont la nature bienfaisante est si attentive à prévenir, alors pour sauver la vie d'une femme gourmande par étourderie ou par tempérament, la seule ressource est la saignée; mais cette femme ne doit pas oublier qu'il n'y a que son intempérance qui puisse nécessiter cette précaution.

Les besoins supposés ou imaginaires de l'enfant peuvent servir de prétexte à quelques légers écarts, ou engager la femme à prendre plus de nourriture que de coutume; mais pour se convaincre de la frivolité de cette excuse, il suffit de considérer que le fœtus dans les deux premiers mois, n'excède pas en grosseur un œuf de poule, et que son accroissement pendant les deux qui suivent, même jusqu'au moment où la matrice remonte, ou au temps où l'enfant se fait ordinairement sentir, est si peu considérable qu'il ne doit exiger qu'une très petite nourriture, et la plénitude naturelle du système dont nous avons parlé tout à l'heure, pourvoit suffi-, samment à ce besoin, sans le secours dangereux de l'intempérance de la mère. Un seul moment de réflexion doit convaincre toute femme qui a le moindre jugement, que ce qui la dérange elle-même doit faire du mal à ce qui est contenu dans son sein, et que le mal doit être plus grand à proportion que l'enfant est plus délicat et que son développement est plus lent. Dépasser les bornes de la tempérance dans les premiers temps de la grossesse, sous prétexte que les be-soins de l'enfant l'exigent, c'est être à peu près aussi insensé que le seroit la mère qui plongeroit dans l'eau celui qu'elle nourrit dans le dessein d'appaiser sa soif, ou qui le gorgeroit d'alimens au point de le faire périr, dans l'idée de satis-faire les besoins pressans d'une faim imaginaire.

L'opinion absurde que le fœtus éprouve des besoins a produit des maux incalculables d'une autre sorte. Elle a servi à justifier les desirs les plus bizarres et les plus pernicieux. La fille at-taquée des pâles couleurs ne se livre pas à des fantaisies aussi folles et aussi nuisibles que beaucoup de femmes enceintes; et même les goûts dépravés de la première peuvent être restreints par la force du ridicule, de la raiso ou de l'autorité. Mais les *envies* de l'autre ne souffrent·aucune opposition, et l'on regarde même comme le comble de la cruauté de ne pas les satisfaire, quelle que soit leur extravagance. Je vais examiner avec impartialité cette partie intéressante de mon sujet, et j'espère que toute personne du sexe qui me lira, sentira, sans que j'aie besoin de le lui recommander, qu'elle ne peut me suivre ici avec trop d'attention.

Une des conséquences naturelles de la conception, est la cessation de l'écoulement périodique, et cette cessation est accompagnée d'une surabondance de sang plus ou moins grande, suivant l'état plus ou moins grand de plénitude dans lequel se trouvoit le système avant ce moment. Cette augmentation dans la source de la vie occasionne des apparences fiévreuses, telles qu'une chaleur plus considérable dans la paume de la main, la rougeur du visage et un léger mal de tête. Mais l'estomac est surtout affecté par les changemens qu'éprouve alors la matrice et la constitution toute entière. Il est souvent troublé par les souffrances dont j'ai déjà parlé, les nausées, le vomissement, les aigreurs, etc. Ce ne sont pas, ainsi que je l'ai dit plus haut, des symptômes d'indisposition ou de maladie , et la femme la mieux portante y est aussi sujette dans les premiers mois de sa grossesse , que celles qui sont délicates et infirmes. Ce sont les moyens qu'emploie la nature pour avertir à temps toutes les femmes de leur état , et pour les engager convenablement à ne pas surcharger leur estomac à une époque où sa puissance digestive est si foible , et la plénitude de toute la constitution si manifeste.

Malheureusement toutes les femmes enceintes ne sont pas également disposées à écouter ces avertissemens officieux de la nature. Peut-être aussi que plusieurs d'entre elles ignorent que l'indisposition due aux causes précédentes disparoîtroit au moyen d'une diète légèrement rafraîchissante et suivie. Elles croient qu'au lieu de manger moins , elles doivent manger davantage dans leur nouvelle situation ; et elles mettent lèur esprit à la torture pour imaginer quelque chose qui puisse éveiller leur appétit délicat. Cette idée est une source abondante de fantaisies et de caprices qu'il est presque toujours funeste de satisfaire. Et comment cela seroit-il autrement, puisque la foiblesse ou la diminution de l'appétit de la femme ne vient pas d'un simple dégoût pour les alimens communs ou ordinaires, mais de l'impuissance réelle où se trouve l'estomac de recevoir une quantité considérable de quelque nourriture que ce soit? A quoi devons-nous donc nous attendre, quand des alimens également mauvais peut-être, soit par leur qualité, soit par la quantité qu'une femme en prend, surchargent son estomac pour satisfaire quelque appétit factice ou quelque besoin imaginaire?

Dès qu'une femme, au lieu d'écouter la nature, commence à consulter son caprice, elle est assurée de se voir encouragée dans son extravagance par les vieilles nourrices et les commères, qui n'ont pas de plus grand plaisir que d'amuser sa crédulité par le récit de malheurs surprenans et alarmans supposés arrivés à des enfans, parce qu'on n'avoit pas satisfait les *envies* de leurs mères. Tout récit merveilleux, quelque contraire au bon sens qu'il puisse être, est cru sans examen; car la raison n'ose pas pénétrer dans les régions de l'imagination Et si un homme étoit assez hardi pour rire de ces fictions, ou pour avertir une femme enceinte du danger qu'il y a pour elle de se livrer à ses extravagantes envies, il seroit sûrement considéré comme un fou plein d'entêtement, ou comme un monstre insensible. Le raisonnement est inutile, le ridicule n'a pas de force quand le vulgaire croit pouvoir produire une foule de faits à l'appui de son opinion. Toute femme qui met au monde un enfant avec quelque marque, est à l'instant en état d'en assigner la cause ; et cependant aucune mère n'a jamais pu dire avant d'accoucher comment son enfant seroit marqué ; et je crois qu'il ne seroit pas moins difficile, après que celui-ci est né, de découvrir, sans l'aide de l'imagination, une ressemblance réelle entre la marque que porte la peau, et l'objet auquel on suppose qu'elle doit son existence.

En examinant divers *signes* de cette nature, et d'autres accidens plus fâcheux attribués à des envies non satisfaites, on s'est convaincu que la plupart étoient l'effet d'obstructions, de compression, ou de quelque offense extérieure, et qu'aucun ne pouvoit être raisonnablement attribué à l'influence de l'imagination. On peut observer des accidens semblables dans les animaux, et même dans les plantes qui n'ont ni le sentiment de leur propagation, ni celui de leur existence. On sait aussi très bien que beaucoup d'enfans sont venus au monde avec des signes sur la peau, quoique leurs mères n'eussent jamais eu d'*envies*, tandis que dans d'autres cas, où l'on avoit refusé de satisfaire les *envies* des mères, on n'a vu aucun effet de ce refus sur le corps des enfans, quoique l'imagination des mères se fût arrêtée fort long-temps sur l'objet de leur *envie*.

La doctrine de l'imagination, comme tout ce qui est absurde, se réfute elle-même, parce qu'on la porte à l'extrême. Le pouvoir de marquer ou de défigurer un enfant est attribué également aux terreurs subites, et aux appétits non satisfaits des femmes enceintes. Les partisans de cette opinion ne se contentent même pas de quelques signes, de quelques taches sur la peau, mais ils soutiennent encore que l'imagination de la mère peut priver l'enfant d'une jambe ou d'un bras, et même aller jusqu'à lui briser tous les os. J'ai vu un enfant né sans tête ; mais on ne disoit pas que la mère eût vu décapiter personne, ou qu'elle eût jamais été effrayée par le spectacle d'un corps humain privé de sa tête. Si ce spectacle dégoûtant pouvoit produire de semblables effets, combien ne seroit-il pas né en France d'enfans acéphales sous le règne de la terreur de Robespierre ?

Le docteur Moore, dans le dessein de prouver que l'imagination, quoique troublée et fortement frappée par la crainte d'un objet quelconque, ne peut pas imprimer l'image de cet objet, ni même aucun de ses traits sur le fœtus contenu dans la matrice, rapporte le fait suivant qui est très remarquable, et dont il a eu personnellement connoissance.

« Une dame qui avoit une singulière aversion pour les singes, eut le malheur de faire, pendant qu'elle étoit enceinte, une visite dans une maison où l'un de ces animaux étoit traité comme un favori. Conduite dans une salle, elle s'assit sur une chaise placée devant une table, sur laquelle se trouvoit alors l'animal. Celui-ci naturellement peu discret, et d'autant plus vif et plus familier qu'il étoit accoutumé à une longue tolérance, sauta sur l'épaule de la dame, qui poussa d'abord un cri d'effroi, et s'évanouit ensuite quand elle vit par qui elle avoit été traitée avec une aussi familière indécence : pendant tout le reste de sa grossesse elle resta péniblement convaincue que son enfant seroit défiguré par quelque trait choquant, ou peut-être qu'il auroit la forme entière de l'odieux animal.

» Les douleurs de l'enfantement ne lui firent pas perdre de vue cette idée, car pendant qu'elle les éprouvoit, elle plaignoit fréquemment le destin de son malheureux enfant, condamné pour la vie à conserver une ame humaine dans le corps d'une guenon. Dès que l'enfant fut au monde, elle pria d'un ton lamentable la sage-femme de lui montrer l'infortunée créature, et fut aussi satisfaite que surprise de recevoir dans ses bras un beau garçon ; lorsqu'elle se fut livrée pendant quelques minutes aux transports de joie occasionnés par ce changement en satisfaction et en bonheur, de ce qu'elle croyoit devoir faire sa peine et son infortune, ses douleurs recommencèrent, et la sage-femme l'avertit qu'il y avoit encore un autre enfant : un autre, s'écria-t-elle, ah ! c'est donc ce que j'avois craint, et certainement celui-ci sera le singe ; cependant elle fut une seconde fois très heureusement détrompée, le nouvel enfant se trouva être aussi beau garçon que le premier. Je les ai connus tous deux ; ils sont devenus deux beaux et forts jeunes gens, sans aucune trace physique ou morale de ressemblance avec le singe. »

Je me suis assez étendu précédemment sur les dangereux effets des passions, et en particulier de la crainte pendant la grossesse, pour qu'on ne puisse pas supposer que je regarde comme une chose indifférente la vue d'objets effrayans, de scènes d'horreur, ou toute autre chose qui peut frapper vivement. Je voudrois, au contraire, que les femmes enceintes évitassent avec soin de semblables objets, qui souvent ont occasionné des fausses couches, ou du moins ont été funestes à la santé de la mère et de l'enfant (1), quoiqu'incapables d'altérer la couleur de la peau, ou de déranger les membres et d'injurier la forme du dernier. Mon but est de délivrer de toute vaine appréhension qui est la suite de quelque effroi, ces pauvres femmes d'un esprit crédule et timide, qui se font à elles-mêmes un mal réel, par la crainte qu'elles ont de celui qui n'est qu'imaginaire.

C'est précisément dans la même vue que j'ai fait mes efforts pour démontrer combien il est

---

(1) J'ai connu une mère à qui l'effroi fit perdre non seulement le fruit qu'elle portoit, mais qui fut encore tellement affectée que jamais depuis elle ne jouit d'une heure de santé. Je ne saurois en conséquence trop fortement censurer le goût insensé qui porte si souvent des femmes enceintes et des nourrices qui ont des enfans à la mamelle, de se mêler dans la foule à l'occasion d'un incendie, d'une exécution, ou de tout autre spectacle dégoûtant.

absurde de croire que des signes sur le corps d'un enfant soient la conséquence de l'imagination ou des *envies* non satisfaites de sa mère. Cette doctrine insensée a occasionné de grands désagrémens dans plusieurs familles, et a été funeste à beaucoup de femmes enceintes, tantôt en justifiant la complaisance avec laquelle on satisfaisoit leurs caprices les plus dangereux, tantôt en les faisant desirer avec passion des choses extravagantes, et qu'il étoit impossible de leur procurer.

C'est encore une grande erreur de croire que l'existence d'un semblable préjugé puisse avoir aucune espèce d'effet avantageux. Sûrement les fictions de l'ignorance, de la superstition ou de l'imposture ne sont pas nécessaires pour assùrer aux femmes enceintes ces tendres complaisances, ces soins affectueux que leur situation exige. Le mari sensible saisira toujours avec empressement toute occasion de soulager les besoins réels de sa femme qui lui est alors doublement chère, et même d'aller au devant de ses desirs pour tout amusement raisonnable. Mais il faut qu'elle sache aussi que la tyrannie du caprice lui seroit aussi nuisible qu'elle est fâcheuse pour les autres.

Que les femmes enceintes ne s'imaginent pas

que mon avis soit qu'il faille renfermer la complaisance qu'on a pour elles dans des limites très étroites. Je suis plus porté au contraire à les reculer qu'à les restreindre, et je desire qu'on les étende aussi loin que la nature et la raison peuvent le permettre; je ne demande même pas une grande sévérité, à moins que ce ne soit dans des cas d'un danger évident, et lorsque j'ai condamné les desirs capricieux et les bizarres extravagances de l'imagination, je n'ai pas prétendu qu'on dût les confondre avec des *envies réelles et involontaires*, qui sont quelquefois occasionnées par la foiblesse et le dérangement de l'estomac si ordinaires, ainsi que je l'ai observé, pendant les trois ou quatre mois qui suivent la conception. La cause de semblables *envies* ne peut pas paroître douteuse; on en a des exemples dans d'autres circonstances, non seulement chez les femmes, mais aussi chez les hommes quand leur estomac est affoibli ou dérangé par l'intempérance, la maladie ou quelque accident. Ma pratique m'a souvent offert des cas de ce genre dans les fièvres, les épilepsies et d'autres maladies nerveuses; et quand j'ai vu que les *envies* revenoient souvent, ou même qu'elles ne quittoient pas le malade, j'ai toujours ordonné qu'on y eût égard, lors même que l'objet

desiré ne paroissoit pas convenir au régime indiqué par la nature de la maladie. Quand les
envies sont involontaires, et le sentiment très
vif, le malade qu'on ne satisfait pas ou que l'on
fait attendre peut en souffrir beaucoup, et il
arrive fréquemment que des malades sont tirés
de l'état le plus désespéré, en désobéissant aux
ordres du médecin, et en se livrant sans contrainte à l'usage de ce qu'ils desiroient avec ardeur. Je ne veux pas dire que leur guérison
soit l'effet uniquement de l'usage de l'aliment
ou de la boisson défendue ; mais je suis convaincu, d'après des observations multipliées,
qu'un desir violent et subit pour un aliment ou
une boisson quelconque, quelque étrange qu'il
puisse paroître, est un symptôme d'un changement favorable dans la maladie , et un indice
certain du retour de la santé.

Partant donc de ce principe qu'une défense
ou des refus trop sévères peuvent attirer des inconvéniens graves dans l'état de grossesse, état
de singulière sensibilité, je recommande fortement de céder sans balancer, non seulement
à ce qui peut être regardé comme des desirs
naturels et raisonnables de la mère, mais encore *à toutes ses envies involontaires* qui ne sont
pas évidemment l'effet du caprice, et qui n'ont

pas pour objet des choses d'une qualité nuisible. J'aurois peu d'égard, par exemple, à la fantaisie d'une femme telle que celle dont parle Smollet, et qui avoit *envie* d'un poil de la barbe de son mari, avec cette circonstance plus ridicule encore, qu'elle desiroit avoir le plaisir de l'arracher elle-même. J'en aurois moins encore pour l'envie dégoûtante de cette autre, citée par Addisson, qui voyant une bande de corbeaux occupée à dévorer le corps d'un cheval mort, souhaitoit ardemment de partager ce sale repas.

Ce seroit aussi pousser trop loin la complaisance que je recommande, que de permettre à une femme enceinte de faire sa principale nourriture de fruits verts, d'oignons cruds, ou de tous autres alimens acides et acrimonieux qui ne pourroient qu'altérer sa propre santé et celle de son enfant. L'opinion qu'une femme dans cette situation peut digérer tout ce qu'elle aime, tout ce qu'elle desire, est un préjugé établi ; mais quand cela seroit vrai, il ne s'ensuivroit pas que l'effet d'une nourriture qui consiste en alimens et en boissons de mauvaise qualité ou inconvenables, ne fût pas nuisible au fœtus contenu dans le sein de la mère. On peut tolérer que l'on s'écarte un moment et sans excès des règles d'un régime sain ou d'une tempérance sévère , mais jamais des habitudes dangereuses et funestes.

J'espère donc qu'on ne trouvera pas que j'use d'une sévérité déplacée , lorsque je recommande de réprimer avec soin , dans les premiers temps de la grossesse , les desirs absurdes et dangereux , et de faire un usage modéré des choses qu'on a toujours éprouvé convenir à l'estomac et au tempérament. Je n'insiste point sur un changement absolu dans la manière ordinaire de vivre ; mais, à moins que le goût ne soit très vicié , il indiquera alors aux femmes ce qui est plus convenable et plus salutaire pour elles. Elles ont en général du dégoût pour les nourritures animales ; et si une fausse idée d'un plus grand besoin pour elles d'alimens de cette espèce les porte à en manger alors avec plus d'abondance, elles ne peuvent manquer d'en éprouver quelque inconvénient. Au contraire elles peuvent avec confiance satisfaire leur goût naturel pour les fruits mûrs et les légumes bouillis ; elles peuvent aussi très bien se permettre le lait, les gelées, les bouillons de veau, et les choses de cette nature qui offrent une nourriture légère et de facile digestion. Si elles éprouvent à dîner un goût particulier pour les substances animales solides, la viande fraîche des jeunes animaux, tels que le veau, l'agneau, le poulet, le pigeon, la perdrix, le faisan, leur procureront de temps en temps une innocente et agréable variété : mais je ne puis trop répéter que la tempérance doit toujours présider à leurs repas, et qu'il ne faut jamais employer les raffinemens de l'art de la cuisine, pour exciter un appétit factice.

Mais tandis que je m'occupe à tracer les limites d'une complaisance raisonnable, et que ne devroient jamais dépasser ceux dont la fortune leur permet de satisfaire tous leurs desirs, je n'oublie pas que je dois aussi quelques conseils aux femmes dont les facultés bornées peuvent faire croire qu'il est inutile d'exiger d'elles plus de réserve. On a souvent observé, avec beaucoup de raison, que les dernières classes de la société, principalement dans les grandes villes, offrent une sorte de luxe plus pernicieux que tout celui qu'on reproche aux conditions élevées : luxe qui consiste dans l'usage immodéré des liqueurs fortes ; et auquel on doit attribuer les fausses couches, les fièvres, et la mort d'un si grand nombre de femmes mariées à Londres et dans d'autres villes· d'une grande population. Et en effet, rien n'est si funeste pour la mère et pour le fruit qu'elle porte , que ces esprits ardens, sur-tout lorsqu'elle en boit avec excès. C'est du poison qu'elle donne à l'embryon , et certainement c'est une espèce de meurtre.

Le goût de ces femmes se montre également dépravé dans le choix de leurs alimens, et véritablement celui-ci est très fréquemment une conséquence du premier. Les liqueurs spiritueuses détruisent l'appétit naturel, et ne laissent de goût que pour le lard ou d'autres viandes salées ou fumées , pour le poisson salé ou les harengs saurs, et rien ne peut être plus irritant, plus échauffant, plus indigeste. Mais supposons que leur prédilection pour la pire de toutes les nourritures ne soit pas toujours l'effet du *feu liquide* qu'elles avalent , et qu'elle soit due à l'habitude ; supposons que l'estomac· fortifié par les dures occupations de quelques-unes de ces pauvres femmes , puisse tout digérer : pourquoi employer ses moyens à la digestion d'alimens aussi peu substantiels ? Sans doute il faut d'autant plus de nourriture que le travail est plus pénible ; mais alors ne vaut-il pas mieux la choisir dans ce qu'il y a de plus salutaire ? beaucoup de végétaux et un peu de viande fraîche , peuvent satisfaire tout besoin naturel , et la mère ainsi que son enfant y trouveront toujours ce qui peut le mieux assurer leur santé et leur force.

Après le quatrième mois de grossesse , l'accroissement du fœtus devient très rapide , et la portion de nourriture qu'un enfant bien portant tire du corps de sa mère , devient à chaque instant plus considérable. La nature alors prend un soin merveilleux pour fortifier les organes de la digestion , afin de pouvoir répondre aux besoins continuels de l'enfant. L'estomac ne se dérange plus si aisément ; les fonctions se font bien et avec facilité ; et non seulement on doit permettre , mais encore conseiller moins de réserve dans la manière de vivre. Tout ce qu'on peut demander encore , c'est un peu d'attention dans le choix de la nourriture ; pourvu qu'elle soit rafraîchissante et substantielle , on peut en user sans contrainte , et aussi souvent que l'appétit le demande. Je ne répéterai pas ce que j'ai déjà dit en faveur des fruits mûrs , des gelées , du lait , des légumes bouillis , du bouillon de veau , et des substances animales légères , et tirées d'individus jeunes encore. La carte du dîner peut être plutôt étendue que restreinte à cette époque, et on peut permettre à la variété d'offrir au goût et à la fantaisie les mets les plus agréables, pourvu qu'il n'y entre aucun assaisonnement pernicieux.

Je viens de dire qu'il convenoit de satisfaire l'appétit aussi souvent qu'il se faisoit sentir fortement; je conseille même d'aller au devant des demandes importunes qu'il peut faire. Lorsque la grossesse est avancée, le défaut de nourriture est plus dangereux qu'un léger excès. Au lieu de continuer de défendre comme ci-devant les soupers, je recommanderai plutôt des repas agréables composés de biscuits, de fruits, d'huîtres, d'œufs mollets, ou de toute autre nourriture légère et facile à digérer. Mais jamais après un dîner tardif et abondant, il ne faut manger de viande à souper, ce seroit surcharger et fatiguer mal à propos l'estomac; mais il est nécessaire de lui donner avec prudence des alimens pour subvenir à la grande consommation que fait l'enfant, dont les besoins ne cessent pas même pendant la nuit. En négligeant de le faire, la mère s'expose à souffrir lorsqu'elle est au lit, et même souvent à ne pas dormir. Le docteur Denman a justement observé, en parlant de ces insomnies, qui fatiguent généralement vers la fin de la grossesse, que les femmes qui en souffrent le plus, quoiqu'affoiblies en apparence, mettent au monde des enfans robustes, et ont des couches peu laborieuses. Au contraire, si la mère est peu indisposée, si elle prend de l'embonpoint pendant la grossesse, son enfant sera, en général, petit; et s'il meurt avant l'accouchement, alors tout mal-aise cesse. Dans le premier cas, comme le remarque cet écrivain judicieux, la puissance absorbante de l'enfant semble trop forte pour la mère, tandis que dans le second, celle-ci a plus de force pour retenir que l'enfant n'en a pour absorber. De sorte que tout considéré, il paroît que les femmes doivent maigrir lorsqu'elles sont enceintes.

J'ai un dernier avis à donner relativement aux soupers. On ne devroit jamais prendre ce repas plus tard que neuf heures; une heure peut ensuite être employée à une conversation gaie, comme étant le meilleur moyen de se préparer aux douceurs d'un repos salutaire. J'espère que l'usage de se coucher et de se lever de bonne heure, qui dans tous les temps est un des principaux préservatifs de la santé, sera particulièrement adopté pendant la grossesse. Les femmes ne devroient jamais, dans cet état, se laisser tenter, sous aucun prétexte, de veiller plus

tard que dix heures; alors il ne leur en coûteroit rien pour se lever à six, quoique dans les
derniers temps avant leurs couches, elles puissent rester sans inconvénient une heure de plus
au lit le matin.

Dans le chapitre précédent j'ai recommandé
aux femmes non mariées qui en général sont
trop occupées de soins domestiques et sédentaires , l'exercice fréquent et un grand air ,
comme un objet d'une grande importance. Je
leur ai indiqué divers moyens de se dissiper, soit
dehors, soit dans leurs maisons, suivant l'état
du temps. Je voudrois que les jeunes personnes
dansassent, et se donnassent du mouvement
autant que cela pourroit les amuser, ou que
la nature les y porteroit. Mais lorsqu'elles deviennent épouses et mères , leur conduite doit
être différente, autrement elles risqueroient de
perdre l'enfant qu'elles portent dans leur sein,
perte toujours accompagnée de conséquences
fâcheuses , irréparables pour leur santé. Les
fausses couches sont souvent occasionnées par
des exercices violens , soit qu'on les prenne
par forme d'amusement, soit qu'ils aient lieu
par suite des efforts excessifs d'un travail pénible. Ce n'étoit pas sans la plus juste raison
qu'Hippocrate défendoit la danse et tout violent

exercice pendant la grossesse. Il avoit été témoin oculaire d'une fausse couche faite en plein théâtre par une danseuse. Que les femmes enceintes ne se mêlent donc pas aux danses dont s'amusent les autres personnes de leur sexe ; qu'elles évitent même toutes les assemblées trop nombreuses , soit gaies , soit sérieuses ; car, indépendamment de l'impureté de l'air qu'on y respire , et dont elles sont facilement affectées, elles se trouvent exposées à de très grands dangers, si par accident il leur arrive d'être pressées dans la foule. J'ai connu une dame qui fit une fausse couche pour avoir eu le coude comprimé en entrant dans une église. Combien cela ne doit-il pas arriver plus aisément aux bals, aux spectacles , et dans les autres lieux d'amusement , qui sont ordinairement plus fréquentés que ceux de dévotion !

Quand je dis qu'un violent exercice et un travail pénible peuvent occasionner des fausses couches, je ne prétends pas pour cela conseiller l'indolence et l'inaction aux femmes enceintes ; ce seroit tomber dans l'extrême opposé, plus dangereux encore que l'autre. Non seulement l'indolence est une des grandes causes d'avortement, mais elle l'est encore des fièvres pourprées, des fièvres de lait , si fatales aux mères délicates. Une femme qui vit dans l'abondance et qui néglige l'exercice, ne peut manquer de tomber dans un état de pléthôre ou dans une plénitude, une redondance d'humeurs qui entraînent nécessairement des effets funestes. Toute la machine languit, les fonctions vitales semblent avoir perdu toute leur énergie, la matrice en particulier se trouve affoiblie, relâchée; et si la fausse couche ne s'ensuit pas toujours, les travaux de l'enfantement sont longs, très pénibles et dangereux; enfin l'enfant naît malingre ou contrefait. Afin donc de se ménager le bonheur d'un accouchement favorable et de mettre au monde un enfant bien constitué, toute femme enceinte doit prendre chaque jour un exercice modéré, et tel que celui auquel elle est le plus habituée; seulement elle doit éviter tout effort, et tout ce qui peut la fatiguer.

Quelques auteurs qui ont traité de l'accouchement, ont prétendu que dans les premiers mois de la grossesse l'exercice devoit être très modéré, mais qu'on pouvoit sans danger l'augmenter dans les derniers. L'absurdité de cette opinion a été combattue avec un plein succès par les raisons les plus démonstratives, et par l'incontestable évidence des faits.

On a d'abord cité l'exemple des animaux, dont l'instinct relativement à tout ce qui concerne la conservation de la vie est un guide plus sûr que les règles tracées par l'homme au gré de son imagination. On a remarqué que les quadrupèdes qui peuplent nos champs et nos prés, ceux même dont le naturel est le plus vif, prennent dans le temps de la gestation une démarche grave et posée ; leur goût naturel pour aller en troupeau est suspendu ; et si on les laisse à leur propre inclination, ils diminuent par degré leur exercice accoutumé à mesure qu'ils approchent de leur terme.

On n'ignore pas qu'il en est de même des bêtes fauves. Dans le temps de la gestation elles ne prennent d'exercice que celui qui est nécessaire pour procurer la nourriture. Si le soin de leur défense les contraint à plus d'efforts, si elles se trouvent vivement poursuivies, elles mettent souvent bas leurs petits. Et en vérité si les bêtes féroces ne peuvent pas inspirer la pitié, du moins le lièvre innocent et timide ne devroit-il pas être exposé dans cet état à devenir la victime du goût barbare ou inconsidéré qu'un homme a pour la chasse. Il est encore plus inexcusable de surcharger ou de forcer, par un travail déplacé, une jument pleine : imprudence qu'on a souvent vu occasionner la sortie prématurée du poulain.

Ces remarques sur la conduite que l'instinct fait tenir aux brutes, ont fourni une très sage leçon pour la direction des femmes enceintes. Celles-ci pendant quelque temps après la conception ne sont pas plus sensibles à la fatigue qu'à toute autre époque, elles n'ont même pas de preuves certaines de leur état. Quel est donc alors, a-t-on demandé avec raison, l'indice qui les engageroit à faire quelque changement à leurs exercices accoutumés ? elles peuvent les continuer, pourvu que ce ne soit jamais jusqu'à un degré violent ou immodéré, au moins pendant quatre mois, non seulement sans danger, mais encore avec le plus grand avantage. Lorsque l'accroissement de l'enfant qu'elles portent dans leur sein commence à être très sensible, le même degré d'exercice qu'elles prenoient auparavant avec plaisir, suffit pour les fatiguer et les accabler : il ne peut pas y avoir de plus forte raison pour le diminuer. Leur propre sentiment les dirigera mieux que le caprice d'autrui ; et il n'y a aucune subtilité de raisonnement qui doive être capable de leur persuader que la nature dévie dans cette occasion unique de sa manière ordinaire d'agir, et qu'elle exige d'elles d'autant plus d'exercice qu'elles se sentent moins en état d'en prendre , ou, pour m'exprimer plus clairement, qu'elle leur ordonne de courir d'autant plus vîte qu'elles portent un poids plus lourd. Des promenades courtes et lentes dans la campagne , ou le mouvement doux d'une voiture ouverte , doivent être infiniment plus convenables lorsque la grossesse est avancée , comme réunissant les avantages d'un air frais à ceux d'un exercice agréable et sain.

Afin de ne laisser aucun doute sur ce sujet, on en a appelé aux faits, et particulièrement à l'expérience des femmes de la campagne dont les occupations sont les plus rudes. Dans les premiers mois de la grossesse elles ne ressentent aucune incommodité en remplissant leurs devoirs accoutumés , et lorsqu'elles deviennent plus pesantes, une légère diminution de fatigue est tout ce qu'exige leur état. Elles ne connoissent pas ces préceptes artificiels qui tendroient à leur faire renverser l'ordre de la nature. La tempérance , un exercice modéré , des heures de travail et de repos convenablement distribués , l'air de la campagne , enfin l'heureuse influence de la paix du cœur, leur assurent la continuation de la santé à toutes les époques, l'exemption des incommodités ordinaires de la grossesse, des couches faciles, et un prompt rétablissement. Quant à la vigueur de leurs enfans, elle est justement proverbiale.

Il seroit pénible d'opposer à ce tableau les tristes effets du luxe et de l'indolence dans les rangs élevés, ou la condition vraiment pitoyable des malheureuses femmes mariées dans les grandes villes, et dans celles des manufactures. L'air renfermé et impur qu'elles y respirent, relâche le tempérament et en détruit l'activité. Ce qu'elles mangent, ce qu'elles boivent est souvent mal-sain, quelquefois dangereux. Les heures de leurs repas, celles de leur sommeil sont également irrégulières. Les victimes de l'indigence ne peuvent guère se procurer une subsistance misérable sans sacrifier une partie du temps nécessaire au repos. Leur condition est dans le fait plus malheureuse que celle des esclaves de leur sexe dans les colonies. Ces dernières éprouvent quelque indulgence dans le temps de leur grossesse, leurs maîtres étant portés à les mieux traiter par le double motif de l'humanité et de l'intérêt personnel. Mais à Londres, la malheureuse mercenaire ne doit s'attendre à aucun adoucissement lorsqu'elle est enceinte, et même pour obtenir de l'occupation il faut qu'elle cache son état, n'ayant souvent

d'autre alternative que celle de mourir de faim
ou de courir le risque d'une fausse couche, soit
en lavant, soit en faisant quelque autre travail
pénible pendant seize ou dix-huit heures chaque
jour, au gré du caprice ou des vues sordides de
la maîtresse insensible qui l'emploie. Exiger un
pareil travail de l'infortunée qui manque de
pain, la fatiguer assez pour la faire avorter,
ah! quelque prétexte qu'une maîtresse inhumaine puisse donner pour justifier cette conduite, c'est certainement un assassinat!

Quoique les observations que j'ai déjà faites
sur l'habillement puissent aisément s'appliquer
à l'état de grossesse, cependant c'est un sujet
qui intéresse tellement les mères et leurs enfans, que j'espère que les personnes du sexe
qui me liront me pardonneront d'ajouter quelques nouvelles observations sur cet objet. Les
imprudences commises relativement à l'habillement, n'ont d'autre effet avant le mariage
que d'influer sur la santé et sur la bonne conformation de celles qui les commettent; mais,
après la conception, la forme, la santé, l'existence même de l'enfant dépendent en grande
partie de l'habillement de la mère; et si j'avois
à assigner une cause, non seulement à la petitesse, à la foiblesse et à la difformité de quel-

ques enfans, mais encore à ces *signes* qui sont superstitieusement attribués à des *envies non satisfaites*, je serois beaucoup plus porté à attribuer ces maux à la compression du ventre, qu'à l'influence supposée de l'imagination de la mère. L'ascension graduelle de la matrice après le quatrième mois, a été sagement établie par la nature pour favoriser, au moyen d'un espace plus considérable, un développement et un accroissement facile; mais son but bienfaisant est manqué, si le corps est ceint de bandages étroits, ou comprimé dans le cercle resserré d'un corps, ou plutôt d'une presse de baleine.

Il est inutile que je m'arrête à l'explication d'une chose aussi claire par elle-même que l'effet de ces funestes compressions sur l'accroissement du fœtus; mais il peut être convenable d'entrer dans quelques détails sur la manière dont cette même compression peut produire des difformités, et ces marques sur la peau connues sous le nom de *signes* ou d'*envies*. On sait que les jeunes arbres, les plantes, en un mot les végétaux de toute espèce deviennent difformes, rabougris lorsqu'ils sont gênés dans leur accroissement, et que leur jeune écorce et leurs fruits sont marqués, s'ils éprouvent la moindre compression, le moindre obstacle. Pourquoi la même cause n'auroit-elle pas un effet semblable sur le fœtus contenu dans la matrice, où il est presque dans l'état d'une gelée ? Il est bien plus étonnant qu'il puisse jamais éviter de porter les marques de l'imprudence de la mère qui porte des habille-mens étroits et trop serrés.

La doctrine que j'avance ici ne repose pas seulement sur la plus raisonnable analogie, elle est aussi appuyée sur des faits. Les nations qui vont presque nues ne connoissent ni les *envies*, ni les difformités, excepté celles qui peuvent être produites par des accidens, ou par quel-que violence extérieure. Mais à mesure que les hommes s'éloignent de l'état de nature, et qu'un faux raffinement amène, comme des ornemens personnels, la gêne des habillemens étroits et fatigans, nous voyons paroître une race de pygmées ou d'hommes contrefaits qui se traînent autour de nous comme pour publier la folie de leurs mères, et pour leur reprocher d'avoir traversé et gêné la nature dans ses opérations.

Dans ma *Médecine Domestique*, et au com-mencement de cet ouvrage, j'ai payé avec grand plaisir un juste tribut d'éloges au goût et au bon-sens dont les femmes donnent aujourd'hui une si aimable preuve dans leur manière de s'habiller. Les talons hauts sur lesquels elles marchoient, en chancelant comme sur des échasses, ont heureusement disparu, ainsi que les corps étroitement lacés, et qui leur donnoient l'apparence d'insectes presque entièrement coupés par le milieu. La fiction du poëte est réalisée, les vœux du philosophe sont remplis, depuis que les grâces président à la toilette de la beauté, et que nos charmantes compatriotes consultent également dans leur parure la santé, l'aisance et l'élégance.

Mais comme la mode est très inconstante, qu'il n'est rien de si ridicule, rien de si nuisible qu'elle ne soit capable d'adopter, et qu'à moins que la convenance et l'importance de la présente réforme ne soient gravées profondément dans les esprits, on peut toujours craindre un retour aux anciennes absurdités et aux anciens préjugés, je vais m'efforcer de mieux faire sentir encore combien l'habillement actuel est avantageux, en montrant les maux effrayans qui étoient l'effet de l'ancienne mode des vêtemens serrés, pesans et incommodes.

Il y a peu d'années encore que la taille en pain de sucre étoit universellement admirée, et que plus elle étoit déliée vers la ceinture, et plus elle sembloit élégante, quoique cette forme soit contraire à la nature. C'étoit un sujet de vanité pour un mari quand il pouvoit dire que lorsqu'il avoit épousé sa femme il lui étoit facile de contenir sa taille dans ses deux mains. On étoit alors persuadé qu'il n'y avoit pas d'autre moyen de rendre celle-ci belle qu'en la laçant très serré, quoique cela ne manquât jamais d'avoir l'effet contraire ; non seulement des difformités sans mesure, mais la mort même, étoient souvent la conséquence de cet usage. On a vu des femmes tomber sans vie en dansant, sans qu'on pût assigner d'autre cause de ce malheur que leur habillement trop serré. Des fausses couches ont fréquemment été occasionnées par la même mode, et il est impossible de calculer combien de maux diffé-rens il a dû en résulter pour les enfans.

Et pourtant, lorsqu'un aussi étrange en-gouement prévaloit, et que la difformité étoit prise pour la beauté, toute observation sur ce sujet auroit été inutile ; on auroit perdu son temps en employant les mêmes raisonne-mens qui portent aujourd'hui la conviction dans tout esprit sans prévention ; maintenant au moins on peut observer, avec l'espoir d'être écouté, que la nature abandonnée à elle-même, donne à tous les animaux, excepté à ceux qui sont destinés à la vîtesse, une forme plus renflée vers le milieu du corps. Si cette partie se trouve, non seulement comprimée, mais tellement serrée que le ventre soit collé à l'épine du dos, il doit en résulter des obstructions dans les viscères, et il ne faut pas être très versé dans l'anatomie du corps humain, pour se convaincre que de semblables obstructions ne peuvent qu'être fatales à la santé. Quand les vaisseaux qui reçoivent et portent la nourriture dans le corps, ont par une cause quelconque leurs fonctions gênées, tout le système doit souffrir, et se détruire à la fin par un dépérissement graduel; mais rien n'est plus propre à empêcher les fonctions de ces parties délicates que la compression. L'estomac devient incapable de remplir le grand objet pour lequel il est formé, la digestion; le diaphragme est repoussé vers la partie supérieure; la cavité de la poitrine se trouve par-là diminuée, et il n'y reste pas assez de place pour le jeu libre des poumons. Les conséquences naturelles qui en résultent sont la difficulté de respirer, la toux, et des phthisies pulmonaires.

Tous les dangers que les femmes courent en

se serrant trop la ceinture , sont évidemment plus grands pendant la grossesse, où le cœur, les poumons, l'estomac et toutes les parties voisines partagent d'une manière singulière l'affection actuelle de la matrice , et où d'ailleurs l'accroissement du fœtus , et son expansion , exigent nécessairement plus de place , comme je l'ai déjà observé; si on la resserre au contraire à cette époque , il en doit inévitablement résulter la foiblesse , la difformité , ou l'avortement. « Souvenez-vous , dit l'ingénieux auteur de la *Pædotrophie* , souvenez-vous de ne pas presser dans une ceinture trop étroite , votre taille qui commence à paroître moins fine. L'œil en seroit plus flatté sans doute , mais le desir de montrer une tournure élégante ne doit pas vous engager à imiter ces Françaises dont le sein comprimé devient le tombeau de leur malheureux enfant ». Les jeunes femmes en Angleterre ont souvent commis la même imprudence , non pas tant à la vérité pour l'amour de leur taille, que par les conseils d'une fausse modestie , et dans la crainte de paroître indécentes, ou trop fières des preuves heureuses de leur fécondité.

J'espère , toutefois , que les jours de folie et d'absurdité sont à cet égard passés sans retour , et que les maux si fréquens dans le temps do cette mode , serviront d'avertissement contre toute espèce d'idée de ramener l'usage aussi dangereux qu'insensé des corps. Je dois aussi m'élever avec force contre les colliers et les jarretières trop serrées, ainsi que contre toute espèce de ligament qui peut gêner l'action facile des membres , ou obstruer la libre circulation du sang et des humeurs. Enfin , j'observerai encore que ce n'est pas assez d'avoir renoncé aux talons hauts, qu'il faut aussi dans le choix de la chaussure avoir un peu d'égard à la forme du pied et des doigts. Quoique cet objet puisse paroître peu important, il n'en est pas moins vrai que pour l'avoir négligé on a vu fréquemment des personnes attaquées de douleurs, de crampes , de cors, et même éprouver des conséquences beaucoup plus fâcheuses. J'aurai occasion d'en parler avec plus d'étendue dans mes observations sur l'habillement des enfans.

Pour résumer en peu de mots la principale partie de mes avis aux femmes enceintes et au beau sexe en général relativement à leur ajustement, je n'ai besoin que d'une seule assertion; c'est qu'une robe flottante , soutenue par les épaules, et légèrement serrée au milieu de la taille par une ceinture dont l'effet se borne à retenir les vêtemens en contact avec le corps , a toujours été et sera toujours l'ajustement le plus sain , le plus commode , et le plus véritablement élégant que les femmes puissent porter , ou que l'imagination puisse inventer.

Les avis relatifs à la propreté que j'ai donnés dans le précédent chapitre , ne sont pas moins utiles après le mariage qu'auparavant. Il faut observer seulement que pendant la grossesse l'eau tiède est préférable à la froide , non seulement pour les bains de tout le corps , mais encore lorsqu'il s'agit de laver les extrémités supérieures et inférieures , ces dernières sur-tout. J'ai , il est vrai , connu beaucoup de femmes enceintes qui ne se servoient que d'eau froide dans ces circonstances , et qui se plongeoient dans la mer deux ou trois fois par semaine , pendant les mois d'été , et cela sans se faire mal ; mais je trouve cet exemple trop hardi et trop dangereux pour être généralement recommandé.

CHAPITRE TROISIÈME.

Quelques Remarques sur l'Accouchement.

DE toutes les parties de la médecine celle qui a été cultivée avec plus de suite et aussi avec plus de succès, c'est l'art des accouchemens. Les erreurs de l'ignorance, la témérité présomptueuse, les théories amusantes d'une imagination ingénieuse, ont enfin cédé aux préceptes certains de la raison et de l'expérience. Celles-ci ont clairement prouvé que dans tout sujet sain et bien conformé, la puissance de la nature suffisoit seule à l'accomplissement de son plus grand ouvrage, la conservation de l'espèce humaine, et que la participation active de la main de l'homme est plus propre à troubler et à empêcher ses efforts qu'à les seconder utilement. Quelques différences d'opinion qu'il puisse y avoir sur d'autres points purement spéculatifs, tous les praticiens instruits sont aujourd'hui d'accord en ceci : que le cours régulier du travail de l'accouchement ne doit jamais être hâté par des moyens artificiels, ni interrompu par l'intervention d'une main indiscrète ou officieuse.

Il est pénible de penser au nombre d'enfans qui ont dû périr pendant que la méthode contraire a prévalu. On s'étoit mis dans la tête qu'une femme en travail ne pouvoit se donner trop de peine ni être trop aidée par les autres, pour hâter la délivrance. Cette opinion est placée comme précepte dans le poëme que j'ai déjà cité. La malheureuse femme y est engagée « à 's'aider de tout son pouvoir de secours énergiques, et d'augmenter ses efforts dans cette heure pénible ». Mais une heureuse révolution a eu lieu dans le système des accouchemens, et les professeurs les plus distingués ont regardé comme le premier de leurs devoirs de condamner publiquement l'abominable usage d'*aider*, comme on disoit, en dilatant les parties intérieures et extérieures, et en excitant la patiente, non seulement par les plus fortes persuasions, mais encore par le moyen de *cordiaux* à *s'aider elle-même*, et d'employer toutes ses forces même avec plus d'énergie que ne le demandoit la nature ; « comme si, dit le docteur Denman, l'accouchement étoit un jeu à apprendre, et non pas un acte régulier de la constitution ! »

Quoique l'écrivain que je viens de citer, et plusieurs autres également célèbres, n'aient rien omis d'important dans les directions qu'ils donnent aux sages-femmes et aux femmes en couche, cependant comme leurs livres sont regardés comme des ouvrages de science, et qu'en conséquence ils sont rarement lus par les dernières, je choisirai quelques-unes de leurs observations les plus utiles, et je les exposerai de la manière la plus simple qu'il me sera possible, afin de prémunir les femmes en travail contre les funestes conséquences de leurs propres erreurs ou des mauvais conseils que d'autres peuvent leur donner.

Les femmes enceintes, aux premiers signes de l'approche de l'accouchement, sont trop portées à prendre l'alarme, et elles se préparent aussitôt comme pour le travail le plus fatigant et le plus dangereux. Leurs craintes sont aussi peu fondées que leurs préparatifs sont inutiles. Si elles n'ont rien fait pendant les époques précédentes de leur grossesse pour altérer leur santé, elles peuvent se reposer avec une parfaite confiance dans les ressources admirables de la nature. Lorsqu'on l'abandonne à elle-même, ses efforts sont proportionnés à la constitution de la patiente et à l'état de ces parties délicates et éminemment sensibles que toute violence subite ou à contre-temps offenseroit infiniment. Tout ce qui est nécessaire aux femmes en travail, c'est une soumission résignée au cours des opérations de la nature. Les degrés par lesquels celle-ci avance au grand but qu'elle a à remplir sont quelquefois lents, mais toujours sûrs, et on ne peut la presser ou la troubler impunément.

C'est une vérité constante que dans tous les états, mais particulièrement dans celui d'une femme en couche, les personnes les plus patientes sont celles qui souffrent réellement le moins. La femme qui se résigne aux douleurs qu'elle ressent ne peut s'attendre à rien de fâcheux; mais celle qui, par trop d'empressement à les abréger et à arriver au but, retient son haleine, et fait tous ses efforts pour donner, à ce qu'elle imagine, plus d'énergie à l'action naturelle de la matrice, se fait toujours du mal, et souvent un mal dangereux.

Et d'abord ces efforts qu'elle fait mal à propos peuvent l'épuiser assez pour la rendre incapable de soutenir la fatigue qui accompagne nécessairement l'expulsion complète de l'enfant. D'un autre côté, si les parties ne sont pas suffisamment préparées, la violence doit bien plus vraisemblablement lès déchirer que les dilater. Des accidens de cette espèce ont souvent occasionné la fièvre, et même ruiné la santé d'une femme pour tout le reste de sa vie.

L'imprudence qu'il y a à prendre des cordiaux, des alimens chauds, pendant le travail, n'est pas moins répréhensible. Dans les tempéramens pléthoriques, la fièvre doit en être l'effet, et c'est en même temps un stimulant dangereux pour toutes les constitutions. La nature du principe qui devroit agir sur la matrice, est immédiatement changée; les douleurs deviennent déréglées et imparfaites, et de là naît inévitablement le germe de quelque mal, de quelque incommodité future, qui se présentera un jour sous une forme ou une autre. Il peut se faire qu'un accouchement soit si lent et si long qu'un peu de nourriture devienne nécessaire; mais les alimens doivent toujours être de nature douce et rafraîchissante, ce qui est précisément l'opposé des mets échauffans, et des liqueurs spiritueuses.

J'ai déjà dit que dans tous les cas ordinaires, le premier devoir d'une sage-femme est de laisser la nature suivre son cours, sans aide active; de retenir plutôt que d'exciter les efforts de la patiente, et que si les derniers sont involontairement et par l'effet d'une peine trop vive, poussés plus loin qu'il ne faudroit, il convient de leur opposer une force de résistance équivalente. Mais je suis très fâché d'être obligé d'ajouter que la méthode contraire n'est que trop souvent suivie, sur-tout par les chirurgiens de campagne dont les malades sont tellement éloignés les uns des autres, que le premier objet important est de rendre les visites courtes : les préceptes de la science perfectionnée, ainsi que la voix de l'humanité, sont négligés pour des vues d'un intérêt plus puissant. A l'instant où un ordre arrive à l'accoucheur, il plie son sac d'instrumens, qu'on pourroit appeler avec justice instrumens de mort; il monte à cheval et galope, résolu à hâter l'accouchement par tous les moyens praticables, afin d'être plutôt prêt à se rendre où on pourra le demander. A quelque instant du travail qu'il arrive, au risque d'exposer par trop de précipitation la vie de la mère et de l'enfant qui sont étroitement liées l'une à l'autre, il presse la nature avec autant d'ardeur qu'il pressoit son cheval le moment d'auparavant; et telle est l'impatience de la pauvre femme, telle est le plus souvent l'ignorance de ceux qui l'entourent, que plutôt il est

à la besogne , pourvu qu'il n'occasionne pas
d'accident actuel et trop évident, plus il acquiert de réputation (sans la mériter) et plus il
voit augmenter la sphère de sa pratique meurtrière. Il est quelquefois nécessaire d'employer
les instrumens , mais on doit le faire le plus
rarement possible.

Un moyen de prévenir les maux qui résultent trop souvent de la précipitation des
hommes de l'art, ce seroit de reconnoître plus
libéralement les soins patiens qu'ils peuvent
prendre d'un malade. Leur existence dépend
de l'entier emploi de leur temps, et il est juste
qu'ils soient dédommagés convenablement d'un
sacrifice si précieux; mais comme cela ne peut
pas avoir lieu généralement, je conseillerois de
se servir de préférence de sages-femmes qui
sont moins chères, pourvu, cependant, qu'aucune ne pût exercer sans une permission en
forme obtenue, non avec de l'argent, mais par
des preuves de capacité réelle. Elles ont plus
de temps à donner aux malades, et sont des
assistans plus convenables qu'un chirurgien,
quels que soient ses talens et son habileté. Je
n'insiste pas sur le plus de décence et de délicatesse , je ne parle que de la sûreté positive ,
étant persuadé que pour un individu sauvé par

l'usage des instrumens, il y en a cent dont ils causent la mort.

Il est aussi très imprudent d'admettre dans la chambre d'une femme en travail d'autres personnes que la sage-femme et une garde discrète. Pour ne rien dire du danger qui résulte de ce que l'air d'une chambre fermée se trouve vicié par la respiration et la transpiration d'un certain nombre de personnes, je me borne à observer que la sottise officieuse, le babil imbécille, les propos inconsidérés, les espérances et les craintes alternatives de tant de commères ne peuvent que produire les plus mauvais effets. Que les femmes enceintes me permettent donc de les conjurer de ne jamais céder à la demande que peuvent leur faire leurs amies, dans de bonnes intentions sans doute, d'être appelées au moment du travail. Elles n'y peuvent être d'aucune utilité, et il est assuré qu'elles nuiroient. La patiente trouvera le calme et la tranquillité, bien plus avantageux pour elle que l'entourage bruyant de ses amies qui ne serviroit qu'à éveiller et à nourrir l'idée du danger.

On doit encore être plus sévère à exclure les visites après la délivrance. Alors le repos est le plus puissant réparateur de la nature fatiguée, et la pureté de l'air le meilleur préservatif contre la fièvre. Tout au plus peut-il être, permis au mari qui lui est cher, et dont elle vient de combler le bonheur, d'approcher un instant le lit de sa femme pour la féliciter. Dans la même vue de calmer toute émotion de l'esprit, et de prévenir les inquiétudes que donnent naturellement à la mère les cris de son enfant, je conseille de le laver et de l'habiller pendant quelques jours dans une chambre voisine.

Comme les douleurs de l'enfantement, quelque régulier qu'ait été le résultat, doivent produire de l'irritation dans le système et une tendance à la fièvre, les premiers soins pour la mère doivent sans doute se porter à lui procurer le repos extérieur, et une parfaite tranquillité d'esprit aussi bien que de corps. Mais ils doivent embrasser encore d'autres objets. On ne peut avoir trop d'attention à la propreté : toute impureté doit être immédiatement enlevée. Il est également nécessaire de changer souvent le linge, parce que comme il retient la matière de la transpiration, elle se trouveroit bientôt reportée dans le système, et y produiroit les plus funestes effets. Toutes les fois que le temps le permet, on doit entr'ouvrir les fenêtres pour renouveller l'air ; mais il faut

avoir attention de ne pas exposer la malade à
son courant direct, de peur d'arrêter la douce
et salutaire transpiration qui suit naturellement
la fatigue du travail, et dont le but est de diminuer les symptômes fébriles et inflammatoires. Il ne seroit pas moins dangereux de
chercher à augmenter ou à forcer cette sécrétion naturelle par de grands feux, des couvertures trop pesantes, des rideaux soigneusement
fermés, ou par la chaleur encore plus pernicieuse de boissons composées de vin ou de liqueurs spiritueuses et d'épices. Quelle que soit
d'ailleurs leur manière d'agir, la fièvre est la
conséquence presque certaine de ces précautions
mal entendues. Quelquefois elles arrêtent tout
à fait la transpiration, quoiqu'elles mettent
tout le corps en feu, et produisent ainsi le mal
qu'elles étoient si follement supposées devoir
prévenir. Dans d'autres occasions elles amè-
nent une sueur si abondante, si violente, que
non seulement elles peuvent épuiser les forces
de la malade, et la mettre souvent dans l'impuissance d'allaiter son enfant, mais qu'elles
l'exposent à des attaques presque certaines de
fièvre, pour peu qu'elle éprouve le plus léger
refroidissement.

Cependant un degré modéré de chaleur est

très propre à favoriser la double disposition au sommeil et à la transpiration que toutes les femmes éprouvent après l'accouchement. Le feu que l'on fait dans leur appartement doit être proportionné à l'état de la température de l'atmosphère, et il n'en faut que ce qui est nécessaire pour empêcher les effets du froid et ceux de l'humidité. Les boissons doivent être adoucissantes et tempérantes; les couvertures légères et poreuses, de manière à entretenir le corps dans une chaleur suffisante et à aider la transpiration. Cette règle doit être suivie avec d'autant plus d'attention que l'accouchée ne doit pas se presser de quitter le lit, même lorsqu'elle imagine que ses forces et son tempérament sont parfaitement rétablis. Il faut qu'elle sache que la matrice ne reprend son état naturel qu'au bout de deux ou trois semaines, et qu'en gardant le lit pendant ce temps elle favorise beaucoup ce rétablissement si desirable. Un sopha est très convenable pour se reposer pendant qu'on fait son lit, ou pour procurer le moyen de ne pas rester trop long-temps dans la même position. Mais je ne lui conseillerai certainement pas de s'asseoir sur une chaise, ou de passer dans une autre chambre pour recevoir des visites, avant la fin de la troisième semaine, et à cette époque même elle ne doit le faire qu'autant qu'elle est parfaitement sûre du retour de sa santé et de ses forces.

L'extrême contraire qui consiste à trop s'écouter est, j'en conviens, beaucoup plus commun. Il n'est que trop malheureusement vrai que beaucoup de femmes qui ont eu des couches heureuses, périssent victimes de précautions imaginaires. Au lieu de les tenir dans une température modérée, on les étouffe ; et comme si ce n'étoit pas assez d'un excès de chaleur extérieure, on l'augmente intérieurement par des alimens et des boissons inflammatoires, qu'on devroit leur interdire dans tous les cas. Les femmes d'une constitution forte et grasse n'ont rien à craindre de la fatigue ou du vuide de leur estomac, et lorsqu'elles satisfont mal à propos leur appétit, on peut dire qu'elles appellent le danger et la maladie. Elles devroient ne prendre pendant au moins trois ou quatre jours que de l'eau d'orge, du gruau et du bouillon coupé. Celles qui sont très foibles et délicates peuvent se permettre quelque chose de plus nourrissant, comme des gelées de pieds de veau, ou des bouillons de veau et de poulet qui sont plus appropriés à la foiblesse de leur estomac,

F

et procurent une nourriture plus convenable que les substances animales solides.

Si l'accouchée a suivi pendant sa grossesse les règles de tempérance que j'ai prescrites, elle aura peu de peine à se soumettre à une diète de quelques jours. L'état de relâchement où se trouve l'estomac éloigne ordinairement tout goût naturel pour les nourritures animales ; mais si malheureusement elle a vécu sans régime et sans retenue dans la manière de se nourrir, si elle répugne à prendre des bouillons, on peut lui donner un peu de poisson, du veau ou du poulet bouilli et du *pouding* : cette complaisance devient moins dangereuse à mesure que l'époque de l'accouchement s'éloigne ; mais pendant tout le temps des couches les liqueurs spiritueuses, les épiceries de toute espèce, et de quelque manière qu'elles puissent être déguisées ou mélangées, doivent être absolument interdites. Le vin même peut faire beaucoup de mal jusqu'à ce que les symptômes de fièvre et d'inflammation aient disparu, et même alors il ne faut en boire qu'avec une grande réserve, et seulement un petit verre ou deux au principal repas.

Mais quoique le calme, le repos, un air pur et souvent renouvelé, une sévère propreté, et un régime modéré et rafraîchissant contribuent beaucoup à prévenir la fièvre et à procurer un rétablissement sûr et prompt, cependant toutes ces précautions de prudence seront souvent inutiles, si la nouvelle accouchée ne remplit pas fidèlement un des devoirs les plus sacrés d'une mère, celui d'allaiter elle-même son enfant. Si le lait prêt à couler de ses mamelles ne trouve pas l'issue convenable, non seulement il distendra et enflammera les seins, mais il excitera un degré considérable de fièvre dans tout le système. Tout essai pour le faire passer par des moyens artificiels étant un acte de révolte positive contre la nature, est aussi dangereux pour la mère, pour ne rien dire de son enfant, que ceux qui tendent à procurer l'avortement. Jamais on ne peut détourner avec sûreté la pente évidente du sang qui se porte aux seins pour remplir les vues les plus sages et les plus bienfaisantes. S'il se porte sur toute autre partie, il y produit une inflammation; ou si on cherche à l'entraîner au dehors par différentes voies, au moyen de potions purgatives et sudorifiques, la violence de leur action attaquera d'une manière funeste, même le tempérament le plus robuste.

Peut-être dira-t-on qu'il y a des exemples

sans nombre de mères qui jouissent d'une santé parfaite, quoiqu'elles n'aient jamais nourri leurs enfans. Je nie positivement cette assertion, et je soutiens au contraire, qu'une mère qu'aucune foiblesse particulière ou aucune infirmité n'empêche de remplir ce devoir, ne peut le négliger sans altérer considérablement sa constitution. Les mêmes sages-femmes qui lui auroient aidé à se procurer l'avortement, si elle l'eût desiré, lui promettront maintenant de faire passer son lait avec autant de facilité que de sûreté. Ah! qu'elle ne se confie pas à leurs méchantes promesses. Le mal n'en est pas moins certain, quoiqu'on ne l'apperçoive pas toujours immédiatement; et la cruauté qu'on a pour un premier enfant amène souvent l'impuissance d'en créer un second.

Lorsqu'on porte ses regards sur toute la nature animée, on est choqué de voir que la femme seule puisse être assez dénaturée pour priver l'être auquel elle a donné le jour du lait destiné à le nourrir; et même les nations sauvages n'offrent pas d'exemple de monstre semblable. Elles ne peuvent séparer l'idée de mettre un enfant au monde, de la nécessité de l'allaiter. On assure même que les femmes des sauvages de l'Amérique continuent de donner cette preuve de tendresse et de sollicitude maternelle aux enfans qui meurent à la mamelle. Après avoir rempli les cérémonies de l'enterrement, elles se rendent une fois par jour, pendant plusieurs semaines, au tombeau de l'enfant, et y répandent quelques gouttes de lait qu'elles expriment de leurs mamelles. J'ai vu aussi un dessin fait d'après nature à *Botany-Bay :* il représentoit une femme du pays qui après s'être ouvert une veine et avoir fait une incision dans le nombril de son enfant malade, s'efforçoit de transfuser son propre sang dans le corps de l'innocente créature à qui elle espéroit ainsi rendre la santé, et prolonger l'existence. L'observation et l'expérience lui avoient appris que le cordon ombilical étoit le médium par lequel le fœtus dans la matrice recevoit la nourriture de sa mère : elle imaginoit en conséquence qu'elle pouvoit transfuser son sang par la même voie, et renouveler une vie qui lui étoit plus chère que la sienne propre. J'invite les mères de notre monde civilisé, qui par des motifs d'égoïsme et de plaisirs imaginaires, refusent à leurs enfans cette source de vie que la nature leur a donnée avec tant de libéralité pour qu'elles fussent en état de les nourrir, de penser un moment à cette pauvre sauvage.

L'idée de leur propre dépravation, si contraire à la nature, ne les saisira-t-elle pas d'horreur?

C'est une bien grande erreur aussi de la part de ces mères égoïstes, d'imaginer qu'elles se ménagent des moyens de jouir davantage quand elles abandonnent leurs enfans aux soins des mercenaires. Quelques-unes peuvent être insensibles aux reproches de leur conscience relativement aux fréquentes maladies de ces enfans : mais mettant à part tout sentiment moral, toute tendresse naturelle, on ne peut nier que le plaisir ne soit inséparablement lié à la santé; et j'ai déjà fait voir combien celle-ci est exposée par le refus que la mère fait de devenir nourrice. Il est inutile que je répète ce que j'ai dit de l'inflammation et de la suppuration des seins : mais à l'appui de ce que j'ai avancé, que la stérilité étoit une des conséquences probables de toute tentative pour faire passer le lait, j'observerai que dans ce cas la matrice est la partie la plus en danger d'être affectée. L'humeur repoussée se porte souvent sur cet organe délicat, et y produit des ulcères profonds, fréquemment incurables. C'est sur un grand nombre d'exemples de cette sorte, ainsi que d'autres maux résultant de la même cause, et également funestes à la fécondité, qu'est fondée ma première assertion. Les femmes entraînées par la corruption de la mode, la trouveront dure sans doute, mais elle n'en est pas moins vraie.

Mais je puis avec la même confiance assurer la tendre mère, fidèle à son devoir, et jalouse de faire jouir son enfant du fluide nourricier que la nature bienfaisante lui a donné dans ce dessein, que rien n'est aussi propre à favoriser son prompt rétablissement, le retour de sa santé et la longue continuation de ce bien inappréciable. Toutes les nourrices d'ailleurs s'accordent à dire que l'acte lui-même est accompagné de sensations douces et délicieuses, et dont celles seulement qui les ont éprouvées peuvent avoir l'idée.

J'ai déjà dit que je pensois qu'une mère peut se trouver dans l'impuissance de nourrir elle-même par suite de quelque infirmité ou de maladie particulière; et en parlant sur le même sujet dans un autre ouvrage, j'ai observé que les femmes d'une constitution foible et délicate, sujettes à des attaques hystériques ou à d'autres affections nerveuses, faisoient de très mauvaises nourrices. Mais pour que cette remarque ne pût pas fournir un trop vaste champ aux prétextes que l'on fonderoit ainsi sur une foiblesse ou une délicatesse prétendue, j'ai ajouté que toute mère qui *pouvoit* remplir un devoir si doux et si agréable *devoit* le faire. Je vais plus loin maintenant, et je soutiens que toute femme qui ne peut pas ou ne veut pas remplir les devoirs de mère, n'a pas droit de le devenir. Le même vice dans sa personne, la même infirmité qui la rend incapable de nourrir, devroit être considéré comme une aussi forte incapacité pour le mariage. Le seul cas où l'on puisse l'excuser d'appeler une étrangère pour allaiter son enfant, c'est lorsque l'accident ou l'infirmité qui la rend impuissante à remplir, sans danger du moins, son premier devoir de mère, a eu lieu postérieurement à son mariage.

J'aurai occasion dans le chapitre suivant de parler des effets salutaires du lait de la mère pour l'enfant nouveau-né. Le but de mes observations actuelles est de convaincre les femmes en couche que l'écoulement naturel et libre de cette source précieuse est essentiel à leur santé et à leur sûreté. Mais comme quelques jeunes mères, quoique bien disposées, peuvent être détournées de la volonté de persister dans leurs tentatives de donner à teter, par la difficulté et la douleur qui accompagnent les premiers essais d'une femme sans expérience, je joindrai ici, pour les diriger dans de semblables circonstances, quelques règles extraites des ouvrages des meilleurs écrivains sur l'art des accouchemens.

Le premier conseil que donnent ces praticiens distingués, est de présenter le sein à l'enfant aussitôt que l'accouchée a pris assez de repos pour réparer suffisamment ses forces, ayant soin de laver les mamelons avec un peu de lait chaud et d'eau, afin d'enlever une substance amère et visqueuse qui les entoure, à l'effet d'empêcher cette partie d'être offensée et écorchée. Si la femme n'a pas encore nourri, les mamelons ne sont pas quelquefois assez proéminens pour être facilement saisis par l'enfant. L'extrémité des petits vaisseaux par où passe le lait, se trouve resserrée pour l'empêcher de couler spontanément. Ces circonstances, ainsi que l'inexpérience de la mère et de l'enfant, peuvent occasionner quelque douleur et quelque difficulté. Mais l'usage ordinaire de se faire *faire les bouts* par un enfant plus âgé, ou par une grande personne, ne paroît pas convenable, parce que le degré de violence employé dans ce cas doit souvent irriter et enflammer ces parties, et faire redouter à la femme le renouvellement d'essais si douloureux. Des moyens beaucoup plus doux auront l'effet desirable. On fomentera d'abord les seins . avec une flanelle trempée dans l'eau chaude, après quoi l'on y appliquera un verre ou une coupe d'ivoire montée sur une bouteille de gomme élastique, de manière que le mamelon qui y sera contenu puisse être tiré doucement et par degrés, tandis qu'une pression modérée faite avec les doigts sur les côtés des seins aidera le lait à se porter au dehors. Dans des cas de plus grande difficulté, on emploieroit des instrumens plus puissans, mais toujours avec précaution, de peur d'offenser le sein.

Si la difficulté n'est pas due à une cause dont j'ai hasardé ci-devant d'expliquer la principale raison, à l'applatissement des mamelons, mais qu'elle vienne d'un peu de tension dans les vaisseaux lactés, la seule chose nécessaire alors, c'est la fomentation avec de l'eau chaude que j'ai recommandée ci-dessus ; la dureté ou la contraction de ces petits conduits cédera peu à peu aux efforts naturels de l'enfant. Ils ne tarderont pas à devenir assez souples pour ne plus empêcher la sortie du lait qui y est attiré par la succion. L'impatience ou le trop de précipitation, dans cette circonstance comme dans toutes les autres, iroit directement contre son but. Les essais ne doivent pas d'abord être trop souvent répétés ni trop long-temps continués, et lorsque l'enfant est mis au sein, la mère doit être soulevée dans son lit, appuyée sur des coussins, avec les précautions nécessaires pour l'empêcher de s'enrhumer.

Tels sont les conseils d'une pratique éclairée, dont j'aime à m'appuyer comme d'un nouvel encouragement aux mères pour ne pas être effrayées de l'idée de remplir leur devoir ; un peu de peine est aisément surmontée, et elle est suivie d'un plaisir durable. Je dois encore ne pas omettre une autre précaution que conseillent les mêmes auteurs, dans le cas où quelque mal particulier attaqueroit le mamelon, c'est d'avoir toujours recours à des médecins éclairés, car les méthodes de traitement suivies par les ignorans, sont, spécialement dans ces circonstances, non moins dangereuses qu'absurdes.

CHAPITRE QUATRIÈME.

De l'allaitement, et de la manière d'élever les Enfans.

« Tout est bien, dit Rousseau, sortant des mains de l'auteur des choses; tout dégénère entre les mains de l'homme ». Cela est vrai, particulièrement de la nature humaine. Si la mère n'a souffert pendant sa grossesse aucun mal par accident ou par sa propre imprudence; si, dans le moment du travail, elle ou la sage-femme n'ont ni troublé, ni empêché les efforts de la nature, l'enfant de parens sains est sûr à sa naissance d'être bien constitué, plein de santé et de vigueur. S'il y a quelques exemples du contraire, ils sont si rares et si extraordinaires, qu'ils laissent encore quelque doute sur la possibilité d'un pareil événement, et cependant il paroît, d'après les calculs les plus exacts, que la moitié des enfans meurent avant leur douzième année; et de ceux qui survivent, combien n'en périt-il pas avant l'âge de maturité ? combien d'autres sont noués, contrefaits, ou trop foibles pour jouir jamais des vrais biens de la vie? Quelle série de maux semblent attendre l'espèce humaine au moment où elle sort des mains et de la garde de la nature! mais comme la plupart sont la conséquence d'une conduite mal entendue ou de la négligence, je vais tâcher de montrer comment on peut les prévenir par des soins tendres et éclairés.

SECTION PREMIÈRE.

De l'influence de l'air sur la santé et la vie des Enfans.

Le premier besoin d'un enfant qui vient de naître est clairement manifesté par ses cris, qui ne sont pas excités par quelque sentiment de douleur, mais par l'instinct qui le porte à étendre ses poumons, afin d'ouvrir un passage libre à la circulation du sang, et pour l'admission de l'air si essentiel à l'existence de toute créature vivante. Pendant que l'enfant étoit dans la matrice, les poumons se trouvoient dans un état de compression et de nullité; il recevoit toute sa subsistance par le moyen du cordon ombilical. Mais à l'instant même de la naissance un changement manifeste a lieu. La pulsation ou le battement du cordon cesse d'abord dans la partie la plus éloignée du corps, et ensuite, lentement et par degrés, de plus en plus près de l'enfant, jusqu'à ce qu'enfin le cordon devienne tout à fait flasque, et que la circulation n'ait plus lieu que dans le corps du nouveau-né. C'est dans ce moment qu'on entend crier celui qui est sain et vigoureux : l'air aussitôt pénètre dans les poumons ; leurs tubes, leurs espaces cellulaires se dilatent; la poitrine se soulève; la cavité du bassin s'élargit, et le sang coule avec la plus grande facilité. Mais dès que l'air est repoussé au dehors, les poumons se compriment de nouveau, le cours du sang est un moment interrompu, jusqu'à ce qu'une autre aspiration introduise de l'air frais, lequel, uni à l'action du cœur et des artères, reproduit la suite salutaire des effets précédens, qui ne cessent plus pendant le reste de la vie.

L'air ainsi aspiré, après avoir communiqué ses propriétés vitales à toute la machine, se charge de la matière de la transpiration qui s'échappe continuellement des poumons, et entraîne, par l'expiration, une portion considérable des humeurs nuisibles ou superflues du corps. Sa pureté se trouve en même temps détruite, et celui qui a servi quelque temps à la respiration cesse d'y être propre. Dans un endroit resserré, ce n'est pas de l'air, ce sont nos propres exhalaisons que nous respirons. Toute cause qui tend à altérer ou à corrompre l'air, le rend, à proportion de son intensité, pernicieux pour la force et la santé de celui qui le respire.

En rendant compte, dans le paragraphe précédent, d'une des plus importantes fonctions vitales, j'ai évité les détails minutieux de l'anatomie qui auroient, à la vérité, donné à cette partie de mon ouvrage une plus scrupuleuse correction, mais en la rendant moins intelligible pour la généralité des personnes du sexe qui me liront. J'ai cru qu'il étoit bien préférable de leur expliquer dans un langage aussi familier que je pourrois l'employer, la cause des cris d'un enfant au moment de sa naissance, dans l'espoir de les rendre attentives à la voix de la nature qui demande si impérieusement un air pur pour les enfans. La bonne qualité de l'air que nous respirons est d'une beaucoup plus grande importance que nos alimens et notre boisson même, à quelque période de la vie que ce soit, mais particulièrement dans l'enfance où nous sommes plus foibles et plus délicats. Le bon air fortifie, le mauvais relâche la constitution; le premier est une source de santé et de vigueur, l'autre d'infirmités et de maladies.

Le premier soin que devroit, en conséquence, avoir une femme enceinte, seroit de
s'assurer d'une résidence saine au moins pour
le temps de ses couches. Au lieu de fuir de la
campagne à la ville, ainsi que beaucoup le font,
elle devroit aller de la ville à la campagne. Si
sa position ne le lui permet pas, elle doit au
moins s'établir dans une rue la plus ouverte et
la plus aérée possible, loin du bruit, du tu-
multe et des incommodités des grandes villes:
que son appartement soit élevé et spacieux,
plutôt sec que chaud, et exposé aux rayons du
soleil levant. J'ai déjà fait voir l'importance
de la propreté, et combien il est nécessaire
d'entr'ouvrir de temps en temps les fenêtres
lorsqu'il fait beau, afin de renouveler l'air, et
de prévenir la fièvre. Ces attentions ne sont
pas moins nécessaires pour l'intérêt de l'enfant
nouveau-né que pour celui de la mère. Faites
en sorte que le premier air qu'il respirera ne
soit pas trop raréfié par la chaleur, ou trop
épais et chargé d'exhalaisons nuisibles. La douce
température à laquelle il a été accoutumé dans
le sein de sa mère, le rend très propre à supporter quelque temps le même degré modéré
de chaleur dans sa nouvelle résidence. Mais il
ne faut pas pour cela le rôtir devant un grand

feu, ou l'étouffer au milieu de vapeurs et d'ex-halaisons corrompues.

Si la chambre de la mère est convenablement aérée et dégagée de toute impureté, l'enfant ne tardera pas à avoir assez de force pour être porté au grand air, non seulement sans le moindre danger, mais avec le plus grand avantage, pourvu, toutefois, que la saison et l'état du temps invitent à des essais aussi prompts. Un mois passé dans la chambre est, dans presque tous les cas, un temps suffisant, et l'on doit ensuite changer fréquemment le séjour de la maison pour celui des plaines émaillées et des hauteurs découvertes. Là, l'enfant boira, qu'on me permette cette expression, la vie à sa source la plus pure. Chaque fois qu'il respirera, il sentira ajouter à ses forces et à sa gaieté, tandis que l'action fortifiante de l'air sur la surface de son corps lui donnera un degré de fermeté qu'aucun autre moyen ne pourroit lui procurer.

Au bout de quelques mois, on n'aura pas besoin de consulter beaucoup l'état du temps; et ses variations, à moins que la chaleur ou le froid ne soient trop considérables, ne doivent pas empêcher les promenades journalières. Notre climat est très inconstant, et nous au-

rons beaucoup à souffrir de ses variations subites, si nous n'y sommes pas exposés sans
ménagement de très bonne heure. Qu'on ne
sacrifie donc pas le bien-être et la sûreté future
de l'homme fait à une tendresse mal entendue
pour l'enfant. Celui qui est accoutumé, dès le
berceau, à sortir par tous les temps, n'aura
rien à craindre ni des vents glacés du nord, ni
des vents brûlans du midi. Il supportera sans
danger, et même sans peine et sans inconvénient, tout changement de saison, de climat ou
de température.

Ce que je viens de dire de l'importance d'un
air frais et de fréquentes excursions par toutes
sortes de temps dès la première enfance, se
trouve encore appuyé par la considération des
mauvais effets du *confinement* et d'un air mal-
sain sur les enfans. J'ai discuté avec assez de
détail cette partie de mon sujet dans ma MÉ-
DECINE DOMESTIQUE. J'y ai expliqué la raison
qui fait que si peu d'enfans, de ceux qu'on met
dans les hôpitaux ou dans les maisons de travail des paroisses, vivent. Ces endroits sont
ordinairement remplis de vieillards malades et
infirmes, qui vicient tellement l'air qu'il devient un poison pour les enfans. J'ai encore
fait remarquer dans le même ouvrage une des

conséquences les plus funestes de la pauvreté dans les grandes villes, où les classes les plus misérables vivent dans des maisons basses, sales et étroites, dans lesquelles l'air frais peut difficilement pénétrer. Quoique les hommes faits, lorsqu'ils sont robustes et endurcis, puissent vivre dans de pareilles habitations, cependant elles sont funestes à leurs enfans; très-peu parviennent à l'âge mûr, et ceux qui y arrivent, sont foibles et mal constitués.

En réfléchissant sur la destinée cruelle des pauvres dont les enfans périssent, parce que leurs misérables parens sont dans l'impuissance de les sortir souvent au grand air, je n'ai pas pu m'empêcher d'observer que les riches sont sans excuse, lorsqu'ils négligent une partie si essentielle de leurs devoirs. Il faut qu'ils veillent à ce que leurs enfans soient promenés tous les jours, et à ce qu'on les tienne un temps suffisant au grand air. C'est ce qui se fera bien plus sûrement quand la mère ira avec eux. Les domestiques sont souvent négligens à cet égard, et ils permettent facilement à un enfant de s'asseoir ou de se coucher sur la terre humide, au lieu de le faire marcher ou de le promener. Assurément la mère a besoin d'air, ainsi que ses enfans; et à quoi peut-elle mieux employer son temps qu'à les accompagner?

Dans le même chapitre de la Médecine Domestique, j'ai censuré une coutume très mauvaise, mais très ordinaire, qui consiste à faire coucher les enfans dans de petites chambres, et à y placer deux ou trois lits, tandis que leur appartement et leur chambre à coucher devroient toujours être les endroits les plus vastes et les plus aérés de la maison. Quand les enfans sont renfermés dans de petites chambres, non seulement l'air qu'ils respirent devient mal-sain, mais la chaleur relâche leurs solides, les rend délicats, et susceptibles de s'enrhumer et de contracter beaucoup d'autres maladies, principalement des maladies nerveuses. Tous les gens de l'art, qui ont beaucoup de pratique dans le traitement des maladies des enfans, s'accordent à penser que les convulsions qui en font périr un si grand nombre, doivent principalement être attribuées à un air impur et renfermé. C'est une vérité que je voudrois imprimer dans l'esprit de toutes les mères et de toutes les nourrices. Je voudrois qu'elles se pénétrassent bien de l'idée du danger des chambres petites et fermées, et de la pernicieuse folie de couvrir ou le visage d'un enfant qui est au lit, ou le sommet de son berceau ; ce qui le force à respirer continuellement le même air pendant son sommeil.

Il peut n'être pas moins utile de répéter et d'insister de plus en plus sur le conseil que j'ai donné aux parens, de ne pas envoyer leurs enfans pendant qu'ils sont encore très jeunes, ni même à aucun âge, dans des écoles nombreuses dont l'atmosphère est réellement une masse flottante d'exhalaisons putrides. La respiration et la transpiration de tant de personnes dans une même chambre, en supposant même qu'elles jouissent toutes d'une bonne santé, doivent vicier, corrompre l'air, détruire ses propriétés vitales, et finalement le rendre entièrement impropre à entretenir la vie animale. Mais que l'un des enfans soit malade, alors tous les autres gagneront vraisemblablement sa maladie. Lorsque je vois conduire à l'école, dans les bras de sa nourrice, un pauvre enfant qui ne peut pas encore marcher, je me sens réellement plus touché de compassion, plus alarmé pour sa sûreté que si je l'avois vu porter dans une maison de pestiférés. Ici du moins on le tiendroit séparé des autres malades, et l'on prendroit les moyens convenables pour empêcher que la contagion ne l'atteignît ; tandis que dans l'école

les enfans sont entassés les uns sur les autres, et
sont obligés d'y rester avec leurs poumons relâchés, leurs pores ouverts, et leurs corps en
sueur, de sorte qu'il est presque impossible
qu'aucun en réchappe.

Comme il meurt chaque année des milliers
d'enfans, victimes de maladies qu'ils ont contractées dans les écoles, et que la santé d'un
nombre bien plus considérable encore est irré-
parablement ruinée par le mauvais air qu'ils
respirent dans ces lieux renfermés, je ne crois
pas que les parens puissent s'offenser du ton un
peu sévère avec lequel je condamne une pratique aussi absurde, aussi cruelle et aussi peu
naturelle. Je sais que dès que les enfans commencent à courir, ils exigent la plus grande
surveillance pour prévenir tout accident; est-ce
une raison valable pour qu'une mère s'en en-
nuie, et pour l'engager à mettre comme à la
gêne cette activité infatigable, sagement établie
par la nature pour favoriser leur croissance et
le développement de leurs forces? Pour s'épargner quelque peine, pour se ménager du temps
pour des affaires infiniment moins importantes,
enverra-t-elle ses petits enfans à l'école, sous
prétexte de les empêcher de se faire du mal?
J'espère que ce que j'ai déjà dit doit suffire pour

convaincre les personnes de l'intelligence la plus commune, qu'ils ne peuvent pas être exposés à un plus grand mal que celui d'être fixés pendant six ou sept heures par jour sur un banc, au milieu d'exhalaisons nuisibles, au lieu d'employer ce temps, comme il le faudroit, à prendre en plein air un exercice salutaire.

Que si l'on vouloit prétendre qu'on n'envoie de bonne heure les enfans à l'école que parce qu'on desire, avec raison, de les voir instruits dès leur première jeunesse, je me bornerai à répondre, que c'est trop payer la science, quelque desirable qu'elle soit, que de l'acheter au prix du tempérament, et d'ailleurs la science ne s'acquiert jamais par ces moyens prématurés. Le *confinement* et le mauvais air n'affectent pas moins l'esprit que le corps, et rien ne nuit autant au développement des facultés intellectuelles qu'une application trop précoce. Envoyer un enfant à l'école, dans les bras de sa nourrice, c'est le plus sûr moyen d'en faire un imbécille, ou de lui donner un dégoût insurmontable pour les livres. Le seul dans lequel on devroit le faire lire à cet âge, c'est le grand livre de la nature. C'est celui qui convient à tous les âges, et il est aussi agréable pour l'enfant que pour l'homme : il abonde en leçons aussi délicieuses qu'utiles, et mène à la fois au plaisir, à la santé et à l'instruction.

Je pourrois relever ici un millier d'absurdités qui me frappent dans les méthodes d'éducation aujourd'hui à *la mode;* mais je m'en tiendrai à remarquer les erreurs qu'on commet dans le traitement physique des enfans, et sûrement il n'y en a aucune de cette espèce qui puisse être plus répréhensible que celle dont je me suis occupé en dernier lieu. Envoyer les enfans très jeunes à l'école, ou les envoyer à quelque âge que ce soit dans des écoles trop nombreuses, c'est le moyen sûr d'affoiblir leurs facultés morales et physiques. La rétribution que reçoit le maître de pension est en général si modique, qu'il est obligé, pour pouvoir vivre, de prendre un grand nombre d'écoliers, et il est rare qu'il puisse faire la dépense du loyer d'un emplacement spacieux dans quelque endroit élevé et bien aéré; et cependant, non seulement il faudroit absolument pour la santé des enfans qu'ils eussent une vaste salle d'étude, mais encore un terrain étendu pour leurs jeux; et les écoliers externes devroient ainsi que les pensionnaires pouvoir y aller fréquemment respirer un air frais et salutaire. Les jeunes plants du génie et de la virilité ne peuvent prospérer, s'ils ne sont souvent exposés aux rayons vivifians du soleil.

SECTION DEUXIÈME.

Des Bains chauds et froids.

Si nous observons la succession naturelle des besoins d'un enfant, lorsque ses premiers cris lui ont procuré l'air qui lui est nécessaire, nous sommes frappés de sa mal-propreté apparente; sa peau paroît couverte d'une humeur visqueuse qui sèche bientôt et forme une sorte de croûte. La manière la plus convenable de l'enlever est de la laver doucement avec une éponge trempée dans de l'eau chaude où l'on a fait dissoudre un peu de savon. Les gardes des femmes en couches sont en général aussi empressées d'en enlever jusqu'à la dernière trace que si c'étoit l'impureté la plus dangereuse, tandis que dans le fait elle ne peut faire aucune espèce de mal, et qu'elle disparoît facilement en la lavant trois ou quatre fois, sans employer le moyen dangereux de frotter avec force, ou sans se servir de recettes inutiles et quelquefois très nuisibles. Les onguens et les substances graisseuses ne peuvent manquer de boucher les petits orifices des pores, et d'arrêter le cours de la transpiration insensible. Les liqueurs spiritueuses de toute espèce sont encore plus mauvaises, à cause de leur effet inflammatoire. Le conseil de Galien de saupoudrer avec du sel le corps de l'enfant, afin que la substance glutineuse puisse s'enlever plus facilement par le frottement, est pour le moins inutile. Je n'ai rien à dire contre l'usage actuel, qui est, dans ce cas, de dissoudre du sel dans l'eau chaude, dans la vue de lui donner l'agréable énergie et les propriétés de nettoyer et de fortifier que possède l'eau de mer; mais je n'engagerai pas à y mettre beaucoup d'importance, étant convaincu que la méthode la plus simple et la plus facile remplira entièremeut le but qu'on se propose.

Les Germains, dans les siècles mâles de l'antiquité, étoient, nous dit-on, dans l'usage de plonger leurs enfans dans les eaux glacées du Rhin, afin de les endurcir de bonne heure aux froids sévères de leur pays. Il est inutile que je prenne la peine de montrer le danger qu'il y auroit à suivre, de nos jours, un pareil exemple. Les mères et les nourrices ne sont que trop portées à donner dans l'extrême opposé d'une mollesse efféminée. Ici comme partout la sagesse consiste à suivre un juste milieu, et l'amour maternel bien entendu ne s'en écartera pas. Il seroit extrêmement hasardeux de plonger le corps d'un enfant dans l'eau froide, au moment où il a encore toute la chaleur du sein de sa mère, et de l'y tenir le temps nécessaire pour le laver ; mais on peut avec sûreté l'amener, par degrés, cinq ou six mois après sa naissance, à l'usage des bains froids, qui auront alors le double avantage d'augmenter sa force et sa santé, et de prévenir plusieurs des maladies les plus funestes auxquelles les enfans sont sujets. Je recommande avec confiance la méthode suivante, dont j'ai eu fréquemment l'occasion d'observer les effets salutaires.

La température du bain dans lequel on lave l'enfant nouveau‑né doit être à peu près la même que celle du milieu qu'il vient de quitter. Mais les personnes qui n'ont pas d'instrumens propres à mesurer le degré de chaleur, ne doivent pas s'en inquiéter ; une grande précision à cet égard n'est nullement nécessaire. Leurs sens les avertiront, avec une exactitude suffisante, du moment où l'eau aura une chaleur un peu supérieure à celle du lait nouvellement tiré. Une légère dissolution de savon est, comme je l'ai déjà observé, tout ce qu'il faut pour augmenter sa douceur et sa propriété purifiante. Il convient de laver l'enfant dans un vase assez grand pour que ses membres puissent s'y étendre à l'aise , et qu'on ait la facilité d'appercevoir s'il a quelque vice de conformation , ou s'il lui est arrivé quelque accident pendant le travail. Ces deux malheurs peuvent souvent être réparés lorsqu'on y remédie à temps , tandis que par le retard ou la négligence on risque de les rendre incurables. On ne doit tenir l'enfant que cinq ou six minutes dans le bain ; et lorsqu'on l'en retire , il faut l'envelopper dans un linge chaud et doux, et l'y laisser pendant quelques minutes , ayant soin de l'agiter modérément.

Je pense qu'on ne doit, pendant le premier mois , changer ni la température du bain , ni la durée du temps qu'y reste l'enfant. La mal-propreté naturelle à cet âge oblige de le laver fréquemment. Ce doit être le premier et le dernier soin de la journée. Mais on ne doit pas le mettre dans l'eau quand son estomac est plein , lors même que le lait de la mère fait encore son unique nourriture. C'est la seule précaution à ajouter à celles que j'ai recommandées, et qui consistent à le frotter doucement lorsqu'on le lave , à se servir d'un vaisseau spacieux pour cette opération, à avoir soin de le bien essuyer, et à l'envelopper chaudement dès qu'on l'a retiré du bain, parce qu'il est alors doublement dangereux de l'exposer au froid, tant à cause de sa délicatesse naturelle, que de l'état de chaleur immédiatement précédent, et de la dilatation des pores.

On peut, après le premier mois, diminuer la chaleur de l'eau, mais presque imperceptiblement, afin de se tenir en garde contre les dangers de changemens trop subits, ou d'expériences trop téméraires. La douceur de la saison et l'augmentation évidente des forces de l'enfant doivent entrer en considération; car quoique l'eau froide soit très utile pour fortifier un tempérament foible et relàché, cependant si on essaie de s'en servir trop tôt, son action sur la surface du corps peut être trop forte, tandis que la puissance réactive de l'intérieur sera trop foible, d'où il peut résulter les plus fâcheuses conséquences. On les préviendra en diminuant graduellement la chaleur de l'eau, et en observant avec soin ses effets à mesure qu'elle devient de plus en plus froide. Si, après l'immersion dans le bain, l'enfant témoigne plus de gaieté et s'il éprouve un sentiment général de chaleur, on peut être sûr que l'eau n'étoit pas trop froide pour son tempérament, et qu'on a eu tout le soin convenable; mais s'il frissonne, s'il paroît triste, abattu, il faudra chauffer l'eau davantage à la première occasion, et ne tenter le bain froid que lorsque des apparences plus favorables y inviteront.

J'augmenterois, plutôt que de les éclaircir, les doutes des mères et des nourrices, si j'entreprenois d'entrer dans le détail de toutes les infirmités, de toutes les maladies dans lesquelles le bain froid seroit utile ou pernicieux, non seulement pendant la première enfance, mais encore dans un âge plus avancé. Il y a dans différentes maladies une foule de distinctions délicates à faire qui exigent la plus grande habileté, la plus grande expérience en médecine, pour décider sur la propriété ou l'impropriété de recourir à un remède aussi puissant, mais en même temps si hasardeux. J'en dois cependant interdire l'usage dans les coliques, les maladies des poumons, les éruptions sur la peau des enfans, et dans les cas d'extrême foiblesse indiquée, comme je l'ai déjà dit, par le frisson, et la perte apparente des forces et de la vivacité après l'immersion. En ne sortant pas de ces limites posées contre une indiscrète témérité, il est presque impossible qu'une femme puisse faire mal, si elle suit le plan que j'ai tracé, qui consiste à diminuer, par degrés très lents et presque insensibles, la chaleur de l'eau, jusqu'à ce qu'elle puisse l'employer tout à fait froide avec sûreté et avantage.

On ne peut pas douter que l'usage prématuré et imprudent du bain froid n'ait produit beaucoup de mal. Je suis entièrement de l'avis du docteur *Underwood*, lorsqu'il dit avec autant de sensibilité que d'humanité : « Je suis toujours choqué lorsque je vois un pauvre enfant né depuis trois ou quatre jours, peut-être d'une mère délicate, et qui, à peine, a la force de teter, plongé jusqu'aux reins et à la poitrine dans l'eau froide, lavé pendant plusieurs minutes, et même au milieu de l'hyver (temps où les enfans sont plus sujets à tomber malades que ceux qui naissent dans l'été). Ses cris continuels ne sont pas écoutés, et sa mère pour ne pas les entendre se bouche les oreilles avec sa couverture. C'est une sorte de cruauté tout à fait inutile; et je n'y reconnois pas plus la tendresse maternelle que dans l'usage de plonger deux ou trois fois dans un baquet plein d'eau, un enfant la bouche ouverte et cherchant avec peine sa respiration, ancienne mode d'administrer le bain froid. Les deux manières occasionnent souvent des coliques, des crampes, et une débilité dans les extrémités inférieures, mais rarement une augmentation de forces ».

J'espère que le conseil que j'ai donné relativement à la température convenable du bain pendant les premiers mois de l'enfance, préviendra *l'inutile cruauté* si justement censurée dans l'observation précédente. Mais il n'est pas si facile de corriger le vice du bain froid à *l'ancienne mode*; à moins qu'on n'y parvienne en donnant des raisons aussi fortes qu'évidentes de l'importance de renoncer à la partie dangereuse de cette pratique.

Que les femmes sachent donc que l'effet immédiat de l'immersion dans l'eau froide, à quelque âge que ce soit, est de contracter subitement les pores et les vaisseaux sanguins de la peau, et de reporter la masse totale des humeurs dans les parties internes. La sensation du froid excite les efforts les plus énergiques dans les organes de la vie, particulièrement dans le cœur et les artères, afin d'augmenter la chaleur intérieure et de résister au choc que reçoit la surface extérieure du corps. C'est ce qu'on appelle l'action et la réaction, et l'intensité de la dernière est toujours en raison composée de la première et de la force du tempérament. De là résulte ce sentiment délicieux de chaleur qui suit la première impression du froid, et alors la libre action de tous les organes de la vie est aussi

agréable que salutaire. Mais comme l'augmentation de chaleur qu'éprouve le corps passe
bientôt, s'il reste dans l'eau, ou si, après l'en
avoir retiré, on l'y replonge immédiatement,
les forces physiques sont sujettes à s'épuiser par
les efforts nécessaires pour produire une plus
grande chaleur, et surmonter l'action du froid
extérieur. Des personnes formées ont souvent
éprouvé les funestes conséquences d'un bain
trop prolongé. Quels doivent donc être les effets
d'une seconde et d'une troisième immersion sur
la constitution tendre et délicate d'un enfant,
dont les forces sont en comparaison bien moins
considérables ? Indépendamment du danger
auquel sa débile existence se trouve exposée,
les suites ordinaires de cette imprudence sont
une accumulation d'humeurs dans la tête, la
stagnation du sang dans d'autres parties, et des
attaques de convulsions; et lors même que ces
tristes accidens n'en seroient pas le résultat immédiat, il n'est pas douteux qu'un si funeste
abus des moyens les plus propres à favoriser le
développement, la vigueur et la santé des enfans, n'arrête leur accroissement et n'altère
leur tempérament.

Dans les cas d'indisposition et de maladie qui
font ordonner le bain froid comme un remède,

une méthode vicieuse de l'administrer doit faire courir aux malheureux enfans un danger encore plus grand. Je me suis efforcé dans la *Médecine Domestique* à bien faire connoître les préjugés et les caprices des nourrices à cet égard. Ils ne mériteroient que le ridicule, s'ils n'étoient pas accompagnés trop souvent de plus sérieuses conséquences. On se contenteroit, par exemple, de rire de ces vestiges d'une superstitieuse crédulité qui persuade que toute la vertu de l'eau dépend de ce qu'elle est consacrée à tel ou tel saint, si la plupart de ces *puits sacrés*, comme on les appelle, n'étoient très impropres pour servir de bains, et si, ce qui est encore pire, on n'y tenoit pas trop long-temps les enfans dans l'eau, et si l'on ne négligeoit pas de les frotter et de les tenir chaudement après les en avoir retirés. Quelques-unes de ces femmes imbécilles mettent leur confiance dans un certain nombre d'immersions, comme trois, sept ou neuf, quoique toute immersion après la première, à chaque différent bain, non seulement détruise l'espoir du bien qu'il pouvoit produire, mais augmente progressivement la probabilité du mal considérable qu'il doit faire. Ce dernier inconvénient peut sans doute être évité en ne plongeant le corps de l'enfant qu'une seule fois à chaque bain qu'on lui fait prendre ; mais dans ce cas encore , le nombre magique des bains n'a aucune utilité particulière. J'ai connu d'autres nourrices qui , craignant de détruire les effets de l'eau , ne vouloient pas essuyer le corps de l'enfant qu'elles en avoient retiré ; d'autres qui le couvroient avec du linge trempé dans l'eau , et qui, dans cet état, le couchoient ou le laissoient courir. De grandes personnes qui , pour des maladies particulières , vont se baigner dans la fameuse source de Malverne dans le comté de Glocester , peuvent quelquefois suivre avec impunité cette méthode; mais une semblable épreuve ne peut être faite sur des enfans que par des personnes extravagantes.

La seule manière d'assurer à un enfant tous les bons effets des bains froids, en ôtant toute possibilité de danger, est de l'y préparer avec la lenteur et les précautions que j'ai ci-devant recommandées, ce qui peut, dans des circonstances favorables, se faire dans le cours de cinq ou six mois. L'eau de pluie ou celle de rivière est meilleure pour les bains que celle de pompe ou de source : cependant la dernière peut être employée , en cas de nécessité, après avoir été exposée pendant quelques heures au soleil ou à l'action de l'atmosphère. On ne doit pas y mettre un enfant lorsqu'il a trop chaud, ou lorsque son estomac est plein, et il ne faut l'y plonger qu'une seule fois à chaque bain différent. Tout l'avantage qu'on en retire dépend, ainsi que je l'ai déjà observé, de la première impression et de la réaction du système. Afin d'empêcher que le sang ne se porte trop promptement et trop fortement à la tête, il convient de plonger l'enfant la tête la première, et de se hâter d'enlever toutes les ordures de son corps. J'ai tant insisté déjà sur la recommandation que j'ai faite d'essuyer immédiatement le corps du jeune baigneur, et de l'envelopper dans un linge doux et chaud, qu'il est inutile que je le répète ici. Mais j'ajouterai un nouvel avis, c'est de ne pas coucher l'enfant, de le tenir dans un agréable mouvement pendant quelque temps, et d'accompagner toute l'opération en chantant des airs gais. Il est d'une beaucoup plus grande importance qu'on ne le pense généralement, d'associer de bonne heure l'idée de plaisir et de gaieté à une chose aussi salutaire que le bain.

Pendant l'usage des bains tièdes, on doit y plonger tout le corps matin et soir. Mais lorsqu'on en est aux bains froids, la méthode ci-dessus prescrite ne convient que pour le matin.

Il suffit le soir de laver les parties inférieures, et même si l'air n'est pas tempéré, on peut alors ajouter un peu d'eau chaude à la froide. C'est ainsi qu'en évitant tout danger, on s'assurera de tout le bien que le bain peut faire. L'habitude de la propreté personnelle, rendue familière dans l'enfance, se conservera pendant toute la vie, et contribuera beaucoup à la prolonger et à la rendre agréable.

SECTION TROISIÈME.

De l'Habillement des Enfans.

Il n'est aucune partie de mes travaux relatifs à ma profession sur laquelle j'aie plus de satisfaction à revenir, que sur les efforts que j'ai faits dans ma jeunesse pour délivrer les enfans des langes, des bandages et des maillots. Lorsque je hasardai de m'en occuper il y a près d'un demi siècle, il ne falloit certainement pas moins que le courage, l'ardeur, l'enthousiasme de la jeunesse, pour m'exsiter à m'élever, non seulement contre la force de l'usage et l'opiniâtreté des vieux préjugés, mais même contre les principes de la faculté. Quelque absurde qu'il puisse nous paroître maintenant d'emmailloter, et de serrer un enfant dans ses langes, jusqu'à ce qu'il fût aussi roide qu'un morceau de bois, les raisons que je fis valoir dans ma Dissertation inaugurale (1) pour prouver les avantages des vêtemens larges et aisés, furent combattues avec chaleur par les plus célèbres professeurs qui, à cette époque, enseignoient la médecine à l'université d'Edimbourg. La réforme qui a eu lieu depuis, quoique moins complète qu'on pourroit le desirer, doit enhardir à user de moins de réserve en condamnant ce qui reste encore d'un système aussi pernicieux.

On ne doit pas être étonné que des femmes ignorantes, entêtées ou très occupées éussent outré de la manière la plus dangereuse cette mauvaise méthode de vêtir les enfans, puisque les médecins s'en étoient faits les défenseurs. Elles s'imaginoient que la forme, la beauté et la santé de l'enfant dépendoient entièrement de l'adresse de la personne chargée de l'habiller. Il falloit que la sage-femme moulât de nouveau la tête du nouveau-né, qu'elle donnât à chacun de ses membres la forme que lui dictoit son caprice, et afin qu'ils la conservas-

---

(1) De infantum vitâ conservandâ.

sent, elle devoit les y retenir au moyen de li-
gamens très serrés : sa stupide présomption
étoit encore encouragée par la vanité des parens, qui voulant trop souvent faire voir l'enfant, en faire parade aussitôt qu'il étoit né,
étoient jaloux de le montrer aussi propre et
aussi paré qu'il étoit possible. On en étoit ainsi
venu à regarder comme aussi nécessaire, pour
une sage-femme, de savoir bien apprêter et habiller un enfant, qu'il l'est pour un chirurgien
d'être adroit à appliquer des ligatures à un
membre rompu ; et le malheureux enfant se
trouvoit à l'instant où il venoit au monde,
serré par autant de langes et de bandages, que
si tous ses os avoient été fracturés dans l'accouchement : et ces bandages cruels étoient souvent si serrés que non seulement ils écorchoient
et blessoient son corps délicat, mais qu'ils obs-
truoient les mouvemens du cœur, des poumons
et des autres organes de la vie.

Au milieu des progrès du vice et de la folie,
lorsque l'influence d'une société dépravée avoit
éteint dans le cœur d'un grand nombre de
mères jusqu'à la moindre étincelle des sentimens
naturels, et les avoit encouragées à abandonner
à des mercenaires le soin de leurs enfans, les
nourrices trouvoient fort commode de suivre

ce que les médecins enseignoient et ce qui étoit pratiqué par les sages-femmes. Les enfans arrangés précisément comme les momies d'Egypte étoient comme elles incapables de mouvement, et presque aussi privés de tout symptôme d'existence ; le seul indice qu'ils pouvoient en donner, c'étoient leurs cris inutiles. La nourrc, la difformité, des maladies, la mort même ont souvent dû être occasionnées par cette méthode ; cependant la nourrice qui la suivoit n'encouroit aucun blâme ; les bandages prévenoient la rupture des membres, et la pauvre victime qui se trouvoit pieds et poings liés, pouvoit être jetée dans quelque place que ce fût, et y être laissée sans la moindre inquiétude , pendant que la femme mercenaire vaquoit aux soins particuliers de son ménage.

La seule chose qui, dans la manière dont on habilloit les enfans, semblât indiquer quelque tendresse pour eux, c'étoit l'attention qu'on avoit de les tenir chaudement ; et malheureusement elle étoit poussée à l'excès : de sorte que l'enfant ne souffroit pas moins de la quantité de ses vêtemens que de ce qu'on les tenoit trop serrés. Tout nouveau-né a un peu de fièvre dans le premier moment où il vient au monde , et s'il est trop couvert, la fièvre doit augmenter, et souvent elle augmente à un tel degré par la réunion de diverses autres causes de chaleur qu'elle met sa vie en danger ; et quand la transpiration excessive qui résulte du trop de vêtemens ne causeroit pas la fièvre, elle produiroit toujours nécessairement le plus grand affoiblissement. L'enfant d'ailleurs est dans cet état susceptible d'être enrhumé par le moindre courant d'air, et ses poumons relâchés par la chaleur, sans avoir jamais une expansion suffisante, peuvent rester foibles et flasques pendant sa vie entière ; de sorte que chaque rhume qu'il contractera, pourra avoir les plus funestes suites, et qu'en dernier résultat, il finira vraisemblablement par devenir pulmonique ou asthmatique.

Tous les maux qui résultoient des fausses théories en médecine, de l'ignorance présomptueuse des sages-femmes, de la folie des parens, de l'oubli que les mères faisoient de leur devoir en refusant de devenir nourrices, des vues intéressées des nourrices mercenaires, et des conseils tout à fait opposés, mais non moins funestes, d'une tendresse aveugle, étoient encore augmentés par les lois impérieuses de la mode. La raison, l'expérience, le bon goût auroient triomphé depuis long-temps des faux

préjugés, de l'ignorance et du caprice, si toute
considération n'avoit pas été sacrifiée au goût
dominant ; car depuis l'enfant au maillot, jusqu'au vieillard qui descend dans la tombe, tout
est soumis à l'étiquette de la mode. Cette tyrannie existe encore dans toute sa force, et
c'est contre elle que je crois devoir diriger principalement mes argumens, après que je serai
entré dans quelques nouveaux détails sur l'absurdité et le danger des vêtemens trop serrés,
cause plus réellement funeste de dépopulation
que la famine, la peste et la guerre.

Et pour commencer par l'erreur des médecins, il est presque inconcevable qu'une classe
d'hommes qui se disoient les admirateurs et les
imitateurs de la nature, ait pu s'aveugler à un
tel point sur la manière évidente dont elle pro-
cède pour conserver la vie de l'enfant. Elle lui
donne un corps tendre et flexible, afin de faciliter son accroissement futur : elle environne
de fluides le *fœtus* contenu dans la matrice, et
le défend ainsi contre les accidens qui pourroient résulter d'une pression inégale, et contre
ce qui pourroit, le moins possible, gêner ou empêcher les mouvemens. Elle se sert des mêmes
moyens pour ménager l'heureuse délivrance de
l'enfant, dont tous les os sont tellement cartila-

gineux et élastiques, qu'ils cèdent, avec une souplesse surprenante à tous les obstacles qu'ils
rencontrent pendant le travail, pour reprendre
ensuite la forme qui leur est propre, lorsque
la main indiscrète de l'homme n'est pas là pour
les arrêter ou les rendre difformes. Cependant
de prétendus savans ont été assez hardis pour
avancer qu'un enfant, en venant au monde,
ressemble presque à une boule, et que *c'est le
rôle de la nourrice d'aider la nature à lui donner la forme qui lui convient.* Coupez', dirois-je!,
plutôt la main imprudente qui ose s'entremet-
tre avec violence dans le travail de la nature.
Si, par la mal-adresse ou l'impatience de la
sage-femme, quelqu'un des membres délicats
de l'enfant se trouve fracturé ou démis, il faut
sans doute y porter immédiatement remède,
et employer les ligatures convenables; mais que
la folie présomptueuse ne prétende pas corriger
ce que la nature a rendu parfait; qu'elle ne se
permette pas non plus de donner de funestes
entraves à ce qui a été formé pour jouir de la
plus grande liberté de mouvement et d'expansion.

J'ai souvent eu l'occasion d'observer que
l'instinct des brutes est un guide infaillible dans
tout ce qui concerne la conservation de la vie

animale: Les voit-on employer des moyens artificiels pour mouler les membres de leurs
petits, ou pour leur donner une forme convenable ? Quoique beaucoup de ceux-ci soient
extrêmement délicats en venant au monde,
cependant nous ne nous appercevons pas que
le défaut de maillots les rende plus foibles ou
plus difformes. La nature seroit-elle moins in-
dulgente, moins attentive pour l'espèce humaine ? Non sûrement : mais nous voulons
nous charger de son ouvrage, et nous sommes
justement punis de notre orgueil et de notre
témérité.

Pour mettre ce fait tout à fait hors de question, appelons-en à la conduite des nations qui
se rapprochent le plus de l'état de nature. Elles
n'ont aucune idée de la nécessité des maillots
ou des bandages pour affermir la prétendue
foiblesse, ou pour donner une forme convenable aux parties soi-disant difformes de leurs
enfans. Elles leur laissent, dès leur naissance,
l'entier usage de tous leurs organes ; les sortent
en plein air ; lavent chaque jour leurs corps
à l'eau froide, et ne leur donnent d'autre nourriture, ni d'autre remède que cette liqueur
vraiment nutritive, vraiment médicinale, dont
la nature a abondamment pourvu les mères.

Cette conduite tend à rendre leurs enfans si forts, si vigoureux, qu'à l'âge où les nôtres sortent foibles et malingres des bras de leur nourrice, les leurs sont en état de se soigner eux-mêmes. Je me réserve de faire quelques remarques sur la conformation parfaite de ces sauvages, dans un chapitre particulier, dans lequel je l'opposerai à la petitesse et à la difformité des nations civilisées.

Au lieu de considérer un enfant à sa naissance comme une boule qu'il est nécessaire d'amener à une forme convenable, soin réservé à la nourrice ou à la sage-femme, je voudrois que ces femmes regardassent son petit corps comme formant un faisceau de tuyaux foibles et remplis de fluides en mouvement continuel, qui ne peuvent être interrompus un moment sans le plus grand danger. Une trop forte compression doit toujours affoiblir et peut quelquefois suspendre, au péril de la vie, l'action du cœur, des poumons, et de tous les organes de la vie. Elle empêche la circulation du sang, et l'égale distribution de la nourriture dans toutes les parties du corps : elle déforme les os qui ont de la souplesse, gêne les forces musculaires, empêche l'accroissement, et rend toute la constitution aussi foible qu'informe,

Et quand même la raison se tairoit à cet égard, quand l'expérience ne nous mettroit pas en garde contre les mauvais effets des bandages et des maillots, l'humanité devroit suffire pour nous empêcher de donner la plus cruelle torture à une créature innocente et sans défense, en mettant son corps délicat dans une véritable presse à l'instant où il vient de sortir d'un premier *confinement*, et en le chargeant de liens pour première marque de notre attachement. J'ai été souvent étonné de l'insensibilité des sages-femmes et des nourrices pour les cris des enfans qu'elles habillent, cris qui cessent rarement avant que toutes les forces de ces infortunés soient épuisées. Loin de sentir la moindre émotion, la moindre pitié, ces femmes sourient ordinairement à ces cris, et cherchent à persuader à la mère, si elle est à portée de les entendre, que leur violence est un sujet de joie, et non pas de chagrin, attendu qu'elle est une preuve de la santé et de la vigueur de l'enfant. J'ai ci-devant expliqué la cause et le but important du premier cri d'un enfant : il sert à établir la respiration et la circulation du sang. La force de ce cri prouve sans doute la force des poumons du nouveau-né ; mais tous les cris suivans sont le langage de la douleur, l'expression énergique de l'irritation et de la souffrance. Si vous n'y donnez pas une attention immédiate, vous pouvez vous rendre coupable de meurtre. Qu'on songe au nombre immense d'enfans qui meurent de convulsions peu de temps après leur naissance : on peut être assuré que ces convulsions sont plus souvent l'effet des maillots, des bandages ou de quelque mal extérieur, que d'aucune cause interne. J'ai vu un enfant qui ayant été saisi de convulsions aussitôt que la sage-femme l'eut emmailloté, fut soulagé dès qu'on lui eut ôté les bandages et les ligatures ; un vêtement aisé prévint le retour des convulsions, et quoique ce moyen ne guérisse pas toujours celles qui sont l'effet des habillemens serrés, attendu que l'effet peut subsister après que la cause a été écartée, cependant il est au nombre de ceux qu'il faut employer pour soulager le malade, car il est impossible que celui-ci guérisse tant que la cause qui a donné lieu à la maladie continue d'agir.

Je crois utile d'entrer ici dans un détail aussi concis, aussi simple et aussi clair que je le pourrai, sur la nature des convulsions, afin d'apprendre aux sages-femmes et aux nourrices à frémir de cette idée que leur conduite ignorante occasionne les plus funestes comme les plus fréquentes maladies qui attaquent les enfans. La tête de ceux-ci étant proportionnellement plus grosse, et leur système nerveux plus étendu que chez les grandes personnes, leurs nerfs sont plus susceptibles d'irritation, et les convulsions sont les conséquences d'une irritation aiguë, de quelque manière qu'elle soit excitée. Le grand Boerhaave pensoit que la plupart des maladies des enfans pouvoient être rangées dans la classe des convulsions. Il est certain que toutes les différentes causes d'incommodité dans un enfant n'occasionnent qu'un même sentiment général et indistinct de peine, qu'il n'a non plus qu'une seule manière d'exprimer : par ses cris; et si on n'y fait pas d'attention, si on ne lui porte pas, si on ne peut pas lui porter du soulagement, la douleur aiguë et que rien n'adoucit se termine ordinairement par une attaque de convulsion. A ces motifs pour s'empresser de faire attention aux cris d'un enfant, j'ajouterai que cela est d'autant plus nécessaire, que ces cris sont presque toujours l'effet de quelque erreur de conduite de la part de la personne qui le soigne.

Je conviens que les convulsions les plus dangereuses sont celles qui proviennent de quelque défaut originel dans la structuré même du cerveau dont tous les nerfs partent. Mais cet accident est rare, quoiqu'il soit incontestable que le cerveau a souvent souffert, et que des convulsions ont été occasionnées par la main téméraire des sages-femmes qui prétendoient modeler le crâne des enfans nouveau - nés. J'ai déjà parlé de cette pratique détestable; je ferai dans un moment quelques nouvelles remarques sur sa funeste continuation et sur ses horribles effets.

Les dents qui percent avec difficulté, une irritation fébrile aux approches de la petite vérole, de la rougeole ou des autres éruptions, sont encore autant de causes de convulsions chez les enfans. Je suis loin de vouloir blâmer les nourrices pour des maux qu'elles ne peuvent éviter; mais je crois que les symptômes dangereux qui accompagnent souvent la dentition en particulier, sont principalement, sinon entièrement, dus à ce que la manière dont l'enfant a été conduit jusques-là étoit mal entendue et tendoit à l'affoiblir; les autres espèces de convulsions dont je viens de parler cessent aussitôt que l'éruption dont elles peuvent être regardées comme les précurseurs, est déclarée.

Il existe une autre cause de convulsions dont

I

les sages-femmes et les nourrices se flattent d'être tout à fait innocentes : celles qui occasionnent des douleurs aiguës dans l'estomac et les entrailles des enfans. Mais d'où proviennent-elles? de ce que ces parties sont tenues trop serrées; ou de ce que l'air que respirent les enfans est trop chaud, mal-sain et relâchant; ou bien encore de quelque substance acide qu'on leur a fait prendre sous la forme d'aliment ou de remède, et qui irrite le canal alimentaire. Si l'on a soin de suivre les règles données ci-devant au sujet de l'air, des bains et de la propreté; si l'on ne fait entrer dans le corps de l'enfant rien autre chose que la liqueur pure et salutaire que la nature a destinée pour sa nourriture; si ses langes, au lieu d'être serrés autour de son corps, sont tenus lâches et aisés, on peut être assuré que son estomac et ses entrailles ne seront jamais assez affectés pour causer des convulsions.

La seule partie de l'habillement des enfans ou de ce qui les couvre qu'il peut convenir de serrer un peu, c'est un large morceau de flanelle légère qu'on attache sur leur nombril pour empêcher que la violence de leurs cris puisse le faire ressortir. Mais il faut bien prendre garde de ne pas le trop serrer, parce que non seulement les entrailles en souffriroient, mais qu'il pourroit en résulter dans quelque autre partie une rupture bien plus dangereuse que l'accident qu'on cherche à prévenir. C'est ce qui arrive dans beaucoup d'occasions semblables où l'on agit avec une connoissance imparfaite des choses ou par préjugés, et où l'empressement qu'on met à prévenir quelque accident de peu d'importance, et à peine possible, occasionne trop souvent des malheurs irréparables. Qu'il me soit donc encore permis de mettre les sages-femmes et les nourrices en garde contre tout ce qui tient à l'ancienne méthode de trop serrer les enfans ; le mal qui en résulte est certain, et le bien ou les avantages qu'elle prétend procurer est imaginaire. Je parle en ce moment de ses mauvais effets immédiats : la compression du corps délicat d'un enfant ; l'effet qu'elle a sur sa peau si tendre qui se trouve écorchée ; l'état pénible de gêne où sont ses petits membres excitent ses cris, et la réunion de toutes ces causes d'irritation nerveuse le jette dans des convulsions. La femme qui peut entendre et voir ces effets de sa propre folie, et qui y persiste encore après qu'on les lui a fait remarquer, ne mérite certainement pas le nom de mère.

Mais il me reste à examiner en détail,

et à condamner la partie la plus blâmable de la conduite ordinaire des sages-femmes et des nourrices. Ce n'est pas assez pour elles de conserver la prétention d'*aider la nature*, comme elles disent, pendant le travail, quoiqu'on ait eu raison d'assurer que *la nature dédaigne, abhorre l'assistance;* elles osent vouloir corriger son ouvrage, après la délivrance, et donner à la tête du nouveau-né une forme plus convenable. La sage-femme vous dira que les os non encore endurcis du crâne d'un enfant sont souvent tellement déplacés, tellement comprimés lorsqu'il vient au monde, que sa tête seroit informe et effroyable, si des mains officieuses ne réparoient pas ces défauts. La nourrice aussi a une raison à donner pour prouver qu'elle doit de son côté *aider la nature*. Elle est alarmée en voyant l'endentement imparfait des os de la couronne de la tête, et non seulement elle doit s'efforcer de les rapprocher et de les joindre au moyen des bandages, mais elle croit ne pouvoir tenir la tête de l'enfant trop chaudement couverte, pour empêcher, dit-elle, le pauvre petit de *prendre sa mort*, en exposant à l'air ces parties nues. La difformité est le moindre des maux qui résultent de ces actes du plus étonnant entêtement. Le tissu délicat du cerveau est plus particulièrement sujet à en être affecté ; et si des convulsions ou d'autres désordres apparens n'en sont pas la suite immédiate, une foiblesse de jugement, une diminution des forces intellectuelles, en est souvent la conséquence, et met en défaut par la suite tous les efforts de la meilleure éducation.

L'ossification ou la dureté progressive des os d'un enfant, principalement de ceux du crâne, est incomplète dans le sein de la mère, afin de favoriser le travail, et de le rendre facile et sûr. Comme ils sont mous et flexibles, ils peuvent être comprimés les uns contre les autres, et même se dépasser sans danger, pour faire prendre à la tête la forme et les dimensions des parties par lesquelles elle doit sortir. Ils ne tarderont pas à reprendre la position qui leur convient, si la main profane d'une sage-femme entêtée, ou d'une nourrice imbécille ne se mêle pas de les y ramener, et si on les abandonne au tendre soin de la nature.

L'ouverture ou l'endentement imparfait des os du crâne provient aussi de la même cause, et a le même but important, qui est de faciliter la naissance de l'enfant. L'action libre de l'air extérieur est alors nécessaire pour affermir et resserrer ces os, pour les unir intimement les

3

uns aux autres ; et former des sutures, afin de défendre suffisamment le cerveau tant contre les coups et les fractures , que contre les rhumes et les fluxions. En tenant cette partie trop chaude et trop comprimée, on va directement contre ces vues bienfaisantes de la nature, et le crâne ne peut plus être qu'un très foible bouclier peu propre à garantir convenablement ce qu'il contient de précieux.

On a souvent cité (1) à l'appui de ces principes, et comme les confirmant, la curieuse distinction faite par Hérodote sur un champ de bataille entre les crânes des Perses et ceux des Egyptiens. Cet historien rapporte qu'ayant visité ce théâtre de carnage où les corps des morts de ces deux nations avoient été séparés, il trouva, en examinant leurs ossemens, que les crânes des Egyptiens étoient si durs que les plus grosses pierres pouvoient à peine les briser, tandis que ceux des Perses étoient si peu épais et si foibles que le plus petit caillou les perçoit aisément. Il donne pour raison de ce fait, que les Egyptiens étoient accoutumés dès leur en-

---

(1) Voyez la lettre de Rousseau à M. Dalembert, sur les spectacles, et le premier livre de l'Emile.

fance à aller tête nue, tandis que les Perses au contraire portoient des tiares épaisses. Ces tiares ressembloient aux lourds turbans, qu'ils portent encore, et que quelques voyageurs supposent être nécessaires, à cause de l'air du pays. Je crois, avec Rousseau, que le plus grand nombre des mères aura plus d'égard à l'idée de ces voyageurs qu'à l'observation du judicieux historien, et qu'elles s'imagineront que l'air de Perse est universel.

Pour répondre à un fol entêtement, à de sots préjugés, je puis assurer mes lecteurs du sexe, qu'il n'y a pas une partie du corps qui soit dans le cas de souffrir davantage de la chaleur et de la compression que la tête : aucune, en conséquence, qui dût être tenue plus fraîchement, et moins gênée. Un bonnet fin et léger, retenu sans être serré par un ruban, devroit être l'unique coiffure d'un enfant, depuis l'instant de sa naissance jusqu'à ce que ses cheveux garnissent assez sa tête pour que toute autre défense devienne inutile. Dès que la nature lui aura donné cette coiffure, la meilleure de toutes, qu'il n'en porte pas d'autre, même quand on le sort au grand air, à moins que la pluie, une chaleur trop forte ou un froid trop violent, n'engagent à lui mettre accidentellement un

chapeau très léger et large. Je dois aussi condamner l'usage des têtières qui tiennent la
tête d'un enfant aussi fixe et dépourvue de
mouvement que s'il étoit au pilori : comme si
l'auteur de notre existence avoit si mal assuré
nos têtes qu'elles dussent tomber sans ces précautions dangereuses. Il est étonnant que les
femmes s'aveuglent ainsi sur l'importance qu'il
y a de laisser la tête en liberté de se mouvoir
dans toutes les directions, afin de faciliter l'éva-
cuation des fluides excrétoires qui se portent à
la bouche.

Il est inutile d'entrer dans des détails minutieux relativement aux autres parties de l'habillement des enfans. Toute nourrice qui a le
moindre jugement et un peu de docilité, saisira aisément l'esprit de mes raisonnemens
précédens sur ce sujet, et elle aura pour la
règle suivante, et pour les observations, aussi
simples qu'elles sont humaines, dont l'accompagne l'écrivain qui la donne, les égards
qu'elle mérite. On découvre, dit cet auteur (1),
une tendresse raisonnée dans la légèreté,
la simplicité et l'aisance avec lesquelles sont
faits les vêtemens des enfans. S'ils sont assez
légers pour n'occasionner qu'une chaleur con-

______

(1) Rousseau, Émile, liv. I.

venable, ils ne les surchargeront point, et ne diminueront jamais leurs forces; s'ils sont simples, ils pourront être mis promptement et avec facilité, ce qui préviendra bien des cris et des pleurs, objet d'une extrême importance; enfin s'ils sont larges et aisés, ils laisseront la liberté entière de remuer et d'étendre ces membres délicats qui ont été long-temps collés les uns sur les autres, et le corps pourra prendre son entière croissance et tout son développement.

J'ai dit précédemment que la nourrice devoit avoir toujours un linge doux et chaud pour y envelopper l'enfant au sortir du bain; il faut l'y tenir au moins pendant dix minutes en le remuant légèrement, et l'habiller ensuite. On a bientôt attaché un morceau de fine flanelle sur le nombril, et passé une chemise de toile ou de coton, un cotillon de flanelle, et un fourreau de toile ou de coton: les endroits qui demandent à être attachés doivent l'être avec des cordons, et jamais avec des épingles dont l'usage est très dangereux: leurs piquures, leurs écorchures occasionnent beaucoup d'irritation; et je crois que l'exemple cité dans ma *Médecine domestique*, n'est rien moins que singulier ou extraordinaire; je parle du cas de cet enfant qui mourut d'attaques de convulsions, et dans le corps duquel on trouva des épingles qui y étoient entrées de plus d'un demi-pouce, et qui très vraisemblablement avoient été la cause des convulsions.

Aucune partie de l'habillement d'un enfant ne devroit tomber à plus de deux pouces plus bas que ses pieds : des robes et des cotillons longs ne servent qu'à cacher le peu de soin que la nourrice apporte à la propreté, et sont même à cet égard très peu convenables et très gênans. Les vêtemens de nuit devroient être aussi beaucoup plus légers que ceux du jour, et cela par un soin bien entendu pour l'enfant qu'il convient d'entretenir à peu près dans une chaleur égale, soit quand il est au lit, soit quand il est levé. Il faut aussi enlever sans retard toute impureté, toute humidité, et avoir soin de changer fréquemment les parties de l'habillement qui, adhérant à la peau, se chargent sans cesse de la matière de la transpiration : il est même à desirer qu'aucune partie de l'habillement ne serve plusieurs jours de suite. Point de recherche dans la parure, mais que l'enfant soit toujours propre et sec.

Je voudrois en terminant ici mes observations sur l'habillement des enfans nouveau-

nés, n'avoir pas à craindre une plus forte opposition aux règles que j'ai prescrites, de la
part de la mode, que de celle de la folie, de
l'ignorance ou du préjugé. Le ridicule peut
corriger la folie de ses erreurs ; on parvient à
instruire l'ignorance ; l'obstination des préjugés
peut même être vaincue par la force du raisonnement. Mais la mode brave les efforts com-
binés du ridicule et de la raison ; la seule chance
favorable qu'elle offre, c'est qu'étant aussi frivole qu'impérieuse, elle peut dans ses caprices
se rencontrer quelquefois avec les principes du
vrai goût, et réunir l'aisance à l'élégance dans
l'habillement. C'est ce qui est très heureusement arrivé relativement à quelques-uns des
articles les plus désagréables, les plus fatigans,
les plus difformes de la parure des femmes : je
veux dire les souliers à talons hauts, et les
corps de baleine qui, je l'espère, ne reparoî-
tront jamais.

Mais quoique la mode ait porté dans ces derniers temps l'ajustement de nos belles compatriotes presque à l'extrême opposé, celui de la
nudité, cependant elle ne conserve que trop
de la méthode absurde et cruelle de tenir
les enfans et les jeunes gens serrés dans leurs
vêtemens, tandis que l'accroissement de leur

corps délicat exige que leur habillement soit aisé et laisse tous leurs membres libres. Il est bien vrai que nous ne voyons plus, comme cela n'étoit jadis que trop commun, une mère étendre sa fille sur un tapis, poser un pied sur le dos de la pauvre créature, et casser une demi-douzaine de lacets pour serrer son corps, et lui donner une taille fine. Mais l'absurdité de cet usage n'a éprouvé d'autre altération que dans le changement des corps contre des bandages diagonaux, ou des rubans serrés sur la poitrine et les épaules , avec une extrême violence , dont l'effet est d'occasionner une proéminence forcée sur le devant, un enfoncement hideux par-derrière, et une désagréable roideur dans les bras ainsi à la gêne. C'est pourtant ce qu'on nomme de la grace et de l'élégance. Ainsi enchaînée, une malheureuse fille ne trouve aucun avantage à ce que les presses de baleine ne soient plus à la mode, et elle *éprouve que des liens de soie peuvent serrer aussi fort.*

La poitrine et les épaules ne sont pas les seules parties que l'on garotte de cette manière. Il est rare que le cou des jeunes personnes soit exempt de quelque ligature , dont l'effet nécessaire est d'empêcher le sang de se porter à la tête, et d'en revenir librement. Les rubans ou

les autres moyens employés pour attacher les
gants au dessus du coude ; les bracelets qui or-
nent les poignets, les jarretières fixées au dessus ou au dessous du genou, semblent imaginés
tout exprès pour gêner la circulation aux extrémités supérieures et inférieures. Les doigts
des pieds, dont le mouvement est aussi libre
dans l'enfance que celui des doigts des mains,
sont de bonne heure comprimés les uns contre
les autres pour empêcher les demoiselles d'avoir
un trop grand pied ; et ce n'est pas encore assez,
il faut qu'elles mettent leurs pieds dans des formes de bois, afin de les tourner en dehors, et
cela lorsqu'on a commencé par détruire dans
les doigts toute faculté de se mouvoir !

Les garçons, il est vrai, sont exempts de
quelques-uns de ces bandages : mais ils sont
soumis, avec leurs habits étroits à la hussarde,
à une compression générale tout aussi pernicieuse. Les mères insensées sont impatientes
de hâter le moment où elles leur feront quitter
leurs larges fourreaux, pour qu'ils ressemblent
plutôt à de petits hommes, ce qui est souvent
cause qu'ils ressemblent beaucoup plus à des
singes. Il est réellement étonnant que la santé
et le développement d'un enfant puissent être
ainsi follement sacrifiés à l'envie de lui donner

cet air de légèreté qu'exige la mode. La nature ne demande dans le vêtement que, de l'aisance, et une chaleur agréable. La société, en se civilisant, y joint la décence et l'élégance. Le faux goût vient enfin, et mécontent de la simplicité et de la beauté naturelles, il leur substitue une parure bizarre, et des ornemens incommodes. La route qui conduit à la réforme est unie et facile, lorsqu'on a le courage de secouer la tyrannie de la mode, et de consulter sa propre raison et ses propres sentimens. Les mères qui s'en sentiront assez pour cela, ne trouveront pas les détails suivans sans intérêt.

Je me suis assez étendu sur l'habillement qui convient aux enfans. Il ne demande guère d'autre changement pendant les cinq ou six premières années, que de raccourcir les cotillons et les fourreaux lorsque les enfans commencent à marcher, et de leur donner bientôt après des souliers aisés, faits sur la forme naturelle de leur pied, ni trop larges, pour qu'ils ne gauchissent pas en marchant, ni assez étroits pour gêner le mouvement, causer une douleur actuelle, et préparer des maux plus considérables pour l'avenir. Si l'on prenoit cette dernière précaution dans tout le cours de la vie, on préviendroit non seulement les cors au pied et les douleurs occasionnées par les ongles qui entrent dans la chair, mais encore plusieurs maladies très pénibles qu'on doit attribuer à l'étroite compression des doigts, et à la suspension de la circulation dans les pieds. Un soulier bien fait a le double avantage de garantir le pied contre les accidens extérieurs, parmi lesquels il faut comprendre le froid et l'humidité, et d'en conserver la propreté. Mais lorsque l'on sacrifie ce qui est commode à ce qui est à la mode, il ne peut pas être étonnant qu'on rencontre un si grand nombre d'impotens, victimes de leurs propres folies. Quelque différence que l'on juge nécessaire de mettre dans la matière dont on fait les souliers suivant l'âge de celui qui doit s'en servir, l'espèce d'exercice, la saison ou la nature du sol pour lesquels ils sont destinés, on ne doit jamais perdre de vue ce grand principe, qu'il faut les porter aisés et adaptés à la forme du pied; la direction différente des doigts dans chaque pied rend convenable une différence correspondante dans la forme de chaque soulier, et on ne devroit jamais quand ils sont faits convenablement les changer de pied. On dira, je le sais, que les souliers ainsi faits seront un peu bossus, et qu'ils s'useront plus facilement d'un côté; une considération

aussi peu importante ne peut entrer en comparaison avec l'aisance et la santé.

Comme il est essentiel de tenir les pieds des
enfans toujours propres, secs et chauds, il conviendroit de leur faire porter des chaussures
de flanelle ou de laine tricotée, lorsqu'il fait
froid ou que le temps est humide. Indépendamment des autres avantages de cet usage, on
trouvera qu'il est un des meilleurs préservatifs
contre les engelures sur-tout, si au lieu de permettre aux enfans de s'approcher du feu lorsqu'ils ont froid, on les habitue à se réchauffer
en prenant de l'exercice. Les chaussons devroient être faits sur la forme du pied, ainsi
que les souliers, et s'y coller de toutes parts
sans trop les serrer. Trop courts ou trop étroits,
ils auroient l'inconvénient que j'ai déjà fait
remarquer, tandis que s'ils étoient trop larges
et qu'ils fissent des plis dans les souliers, ils irri-
teroient et écorcheroient la peau. Il seroit de
plus à souhaiter que les chaussons et les pieds
des bas eussent des doigts comme ceux qu'on
fait aux gants, afin d'absorber la matière de la
transpiration entre les doigts des pieds, et de
prévenir l'effet aussi mal-sain que désagréable
qu'elle occasionne en s'y fixant : la peine qu'il
pourroit y avoir à envelopper ainsi convena-

blement les doigts des pieds comme on fait ceux des mains, ne sera sûrement pas alléguée comme une objection importante par des personnes qui, dans mille circonstances, ne craignent pas de prendre des peines infinies pour adapter leur habillement aux modes les plus incommodes et les plus mal-sains.

Je permets aux grandes personnes d'être aussi folles qu'elles le veulent dans la manière dont elles couvrent leurs pieds et leurs jambes, et dont elles s'y prennent pour disposer d'avance ces parties aux rhumatismes, à l'hydropisie et à une foule d'autres infirmités. Mais c'est le comble de la cruauté de laisser souffrir les enfans par l'ignorance, la folie ou la négligence de leurs parens. J'insisterai sur l'importance des bas et des chaussons de laine, lorsqu'on jugera qu'il est temps d'ajouter cet article à l'habillement des enfans. Les bas de soie, de coton ou de fil sont loin d'être aussi propres à favoriser la transpiration des extrémités inférieures, et le mouvement des fluides dans les parties supérieures. Ils sont même nuisibles en cas de sueur, soit causée par l'exercice, soit due à la constitution naturelle de l'individu. Au lieu de permettre à cette sécrétion désagréable de s'échapper, ainsi que

K

le font les bas de laine, ils la retiennent en contact avec la peau, augmentent sa tendance à la putréfaction, et non seulement arrêtent toute transpiration, mais font réabsorber une partie de la matière qui étoit déjà sortie. Les bas de laine peuvent se porter plus légers ou plus épais, suivant la saison; et si, lorsque les enfans des deux sexes sont devenus grands, on juge indispensable de les faire paroître avec plus d'élégance, on peut, pour satisfaire la vanité des parens, leur faire porter une paire de bas de soie par-dessus ceux de laine. Au lieu de jarretières dont j'ai fait remarquer l'inconvénient, on peut aisément arrêter les bas au moyen de bretelles fixées à la ceinture qui entre dans l'habillement des deux sexes.

Mes remarques précédentes au sujet des habits étroits à la hussarde que portent les petits garçons, que l'on devroit tenir beaucoup plus long-temps en robe, et sur les ligatures diagonales avec lesquelles on met les demoiselles à la gêne, en les rendant difformes, me dispensent de toutes nouvelles observations sur la nécessité de consulter toujours l'aisance dans la forme des habits des deux sexes. Mais je crois nécessaire de dire quelque chose relativement aux changemens que peuvent exiger

les différentes saisons. J'ai entendu faire des raisonnemens plausibles en faveur d'une unifor-
mité d'habillement en tous les temps, et l'on a
cité l'exemple du grand Newton (1), pour nous
engager à porter, ainsi que lui, du camelot en
hyver comme en été. Mais quoique cet illustre
philosophe se soit immortalisé par ses étonnantes
découvertes, cependant sa vie naturelle n'a pas
beaucoup excédé la durée ordinaire de 70 ans.
On ne peut donc pas le citer comme un exemple remarquable de longévité ; et quand même
il auroit vécu beaucoup plus long-temps, le
nombre de ses années auroit dû être attribué,
avec plus de raison, à sa tempérance, son régime régulier, la douceur habituelle de son
caractère, et au plaisir exquis que ses heureuses
découvertes devoient lui donner, qu'à sa cons-
tance invariable dans la manière de s'habiller.

Ce n'est pas manquer au respect dû au
grand Newton , que de regarder la nature
comme un guide moins sujet à tromper que
quelque philosophe que ce soit. Voyez avec
quelle attention elle varie la manière dont elle
couvre les animaux suivant la température du
climat qu'ils habitent, et la différence des sai-

_____

(1) Emile , liv. II.

2

sons! Leurs poils sont plus longs et plus épais dans les pays froids que dans les chauds, et ils deviennent plus chauds et croissent sensiblement à l'approche de l'hyver, dans les deux régions du nord. Le soin qu'elle prend des oiseaux se montre dans l'instinct qui les porte à prévenir les rigueurs de l'hyver, et à voler vers des contrées plus tempérées. Les hommes n'ont pas sans doute autant de facilité que les oiseaux de passage pour changer de demeure, suivant les saisons ; mais ils peuvent profiter de l'exemple que leur donne la nature bienfaisante dans le soin qu'elle a des autres animaux, et se régler dans leur manière de s'habiller sur les changemens sensibles de saison et de temps.

Il ne faut pas supposer que je veuille recommander ces modes périodiques pour les vêtemens qui sont réglées sur les almanachs. Elles ne sauroient convenir à un climat tel que le nôtre où le temps est si variable, où la fin de l'automne est souvent rigoureuse, et duquel, non seulement au printemps, mais encore après que l'été a commencé, on peut dire avec le poëte des Saisons :

> On y revoit souvent l'hyver et ses orages ;
> L'air est vif et piquant : de rapides nuages,
> Aux regards des mortels cachant l'astre du jour,
> Attristent de nouveau le terrestre séjour.

Je suis encore moins porté à conseiller une attention ridicule au moindre changement dans l'air et dans le temps indiqué par les baromètres et les thermomètres. Nos sens n'ont pas besoin du secours des instrumens de physique pour nous donner à cet égard tous les avis nécessaires, et ce n'est que dans le cas de passages très marqués du chaud au froid ou du froid au chaud, qu'ils nous engageront à prévenir tout danger, en nous habillant suivant que la circonstance le demande. Un nuage qui passe, un léger soufle de vent suffisent sans doute pour affecter un être dont la constitution est délicate et nerveuse ; mais les règles que je donne sont destinées pour des enfans robustes, habitués à prendre un bain froid chaque jour, et ainsi préparés à supporter, sans incommodité et sans danger, toutes les légères variations qui peuvent avoir lieu dans la journée. Il ne faut cependant pas exposer ces derniers à l'action trop vive du froid de l'hyver, dans des vêtemens légers de coton, ni les étouffer dans ceux de laine au milieu des chaleurs brûlantes de l'été. Ces deux espèces d'étoffe, que l'on fabrique en Angleterre avec un grand degré de perfection, sont très bien appropriées aux différentes saisons. Mais je dois observer que le linge fin est

3

ce qu'il convient mieux de porter immédiatement sur la peau dans toutes les parties,
excepté les pieds et les jambes, et cela par les
raisons que j'ai déjà données. Il favorise suffisamment la chaleur interne, sans l'exciter plus
qu'il ne faut, sans frottement désagréable. Des
infirmités particulières ou un défaut de transpiration naturel à la vieillesse, peuvent indiquer
le besoin des flanelles ou des peaux. Mais le
linge convient mieux dans la jeunesse, et d'ailleurs on le tient aisément propre.

Les parties supérieures du corps humain ne
demandent pas à être très couvertes. La nature
prend soin de la tête, de sorte que même le
bonnet léger dont j'ai conseillé l'usage pour un
enfant nouveau-né, devient entièrement inutile, soit de jour, soit de nuit, au bout de trois
ou quatre mois. Lorsqu'on sort les enfans au
grand air, ainsi que j'ai engagé à le faire, on
peut les couvrir avec un chapeau de paille ou de
castor léger et aisé. Si l'on veut soulager agréablement les yeux, et prévenir les effets dangereux d'une lumière trop vive, on fera tein-
dre en vert la partie inférieure des bords du
chapeau. Le noir ou les couleurs vives que les
dames emploient quelquefois pour leurs bon-
nets ou leurs chapeaux, peuvent donner, pour

le moment, une fraîcheur apparente, mais l'éclat brillant des dernières doit affoiblir beaucoup la vue.

On ne devroit jamais couvrir le cou des jeunes personnes de l'un et l'autre sexe. Elles peuvent lorsqu'elles deviennent grandes, et pour ne pas se faire taxer de singularité, paroître se conformer un peu à la mode, mais bien se garder de gêner la circulation du sang dans cette partie délicate. Rien ne devroit être capable d'engager une femme à porter un collier étroit, et les hommes ne devroient ni serrer leurs cols, ni rien mettre de roide dans leurs cravattes, par une folle soumission au caprice du jour : il suffit même que l'on tienne le cou très chaud sans le serrer beaucoup, pour augmenter sa délicatesse ou plutôt sa sensibilité, et l'exposer aux inconvéniens du froid pour peu qu'on le laisse découvert.

Les manches des robes et des habits doivent être larges, afin que le mouvement des bras soit parfaitement libre et sans aucune gêne. Quoique l'usage des gants soit inutile, excepté lorsqu'il fait très froid, je ne trouve pas de raison assez décisive pour les interdire, pourvu toutefois qu'on les mette facilement, et qu'ils soient faits de matières poreuses qui facilitent

4

l'évaporation de la transpiration, ce à quoi la peau dont on les fait souvent est de toutes les substances la moins convenable.

Je terminerai ces observations sur l'habillement, en transcrivant le tableau que j'ai donné dans ma *Médecine domestique*, des absurdités à la mode. Si je renvoie quelquefois à cet ouvrage, ou si j'en extrais quelques remarques, ce n'est pas par une tendresse exagérée pour mes propres observations ; mais comme quelques-uns des points que j'y ai traités le sont dans celui-ci avec plus d'étendue, ce seroit avoir une fausse délicatesse que de supprimer rien de ce qui peut être maintenant utile et à propos, quoiqu'il se soit déjà présenté à mon idée en écrivant l'autre livre.

Après avoir applaudi à l'attention qu'ont eu les judicieuses réformatrices de l'habillement des femmes pour la santé, la simplicité et la véritable élégance, je témoignois quelque regret de ne pouvoir pas donner les mêmes éloges à mon propre sexe. « Un goût affecté pour ce qu'on nomme la tournure militaire, semble, observois-je, avoir converti l'habillement entier des hommes en un appareil de ligatures et de bandages : leur chapeau est aussi étroit que si on avoit eu l'intention d'en faire un casque antique , ou qu'on l'eût destiné à braver la fureur d'un ouragan ; et comme sa forme n'est nullement adaptée à la forme naturelle de la tête , il est indispensable qu'avant de prendre celle de ce nouveau moule , il occasionne pendant long-temps une compression inégale et pénible. Le cou est serré avec une roideur encore plus extraordinaire , et ses mouvemens extérieurs et la circulation du sang qui y passe intérieurement, sont également gênés et obstrués. Les boutons, les éruptions sur la figure , les maux de tête , les apoplexies, les morts subites n'ont souvent pas d'autre cause , et si nous considérons ces effets sous un autre point de vue , nous cesserons d'être étonnés s'il y a par fois quelque déraison dans la conduite ou le langage de gens qui prennent tant de peine pour intercepter toute communication entre la tête et le cœur ».

« Il n'est pas moins mal entendu , ajoutois-je , de porter les autres parties de l'habillement trop serrées. Des manches étroites gênent beaucoup l'action musculaire des bras. Le gilet peut à bon droit dans sa forme actuelle, être appelé étroit, et il est dans beaucoup de cas sans doute, l'indication d'un dérangement d'esprit. Les poignets et les genoux, les derniers sur-tout, sont attachés avec des cordons, ou boutonnés étroitement; et les jambes qui exigent la plus entière liberté de mouvement, sont à la presse dans des étuis de cuir, comme si l'on vouloit faire naître l'idée que celui qui porte ces étuis monte quelquefois à cheval. Pour combler le tout, et afin que les pieds soient aussi à la gêne que la tête, si l'on porte des souliers, on ne consulte jamais la forme du pied, ni la tension facile des doigts; c'est la mode qui règle la forme des souliers; quelquefois ils sont carrés au bout, plus souvent on les termine en pointe, mais toujours ils sont faits de manière à produire des durillons, des cors sensibles et douloureux, indicateurs de tous les changemens de temps. J'ai si long-temps vainement employé le raisonnement sérieux à ce sujet, que je me suis habitué à n'en plus faire qu'une plaisanterie; et lorsque je rencontre de ces personnes ainsi déguisées, et dont les mouvemens et l'apparence sont réellement extraordinaires, je ne puis m'empêcher de penser avec Shakespear, « qu'elles peuvent bien être l'ouvrage de quelque *journalier de la nature*, mais un mauvais ouvrage, puisqu'elles sont aussi une affreuse imitation de l'espèce humaine ».

SECTION QUATRIÈME.

Du mal que fait aux Enfans l'usage prématuré et inutile des drogues.

De toutes les absurdités qui prévalent dans la manière de traiter les enfans nouveau – nés , il n'en est aucune qui répugne autant au bon sens , que l'extravagance de les purger avant de leur faire prendre de la nourriture ; à peine ils commencent à respirer qu'on les force à avaler quelque potion purgative , et leur estomac ainsi que leurs entrailles sont mis de cette manière dans un état d'irritation tout à fait contre nature. Je me suis souvent étonné qu'on ait pu se persuader que la première chose à donner à un enfant dût être des drogues ; mais après y avoir bien réfléchi , j'ai vu que cette opinion est l'effet de connoissances superficielles. Plus j'ai examiné ce point, et plus j'ai été frappé de la vérité de cette observation du philosophe de Genève : que *l'ignorance n'a jamais fait de mal*, que *l'erreur seule est funeste*, *et qu'enfin nous n'errons pas dans les choses que nous reconnoissons ignorer , mais dans celles que nous croyons savoir.* Commencer par purger un enfant qui vient de naître , c'est donner une preuve bien forte des erreurs auxquelles entraîne un faux savoir.

Il n'entreroit jamais dans l'esprit. de personnes auxquelles la science médicale seroit entièrement étrangère, qu'il faut faire précéder par des évacuations la première nourriture que doit prendre un nouveau-né. Mais une légère teinture d'instruction en médecine a fait naître l'idée de nettoyer les premières voies le plutôt possible, afin d'évacuer la matière noire, visqueuse, et comme sirupeuse qui est contenue dans les intestins d'un enfant nouveau-né. L'erreur d'une semblable opinion ne peut être apperçue, que par celui qui est en état d'examiner ce sujet avec plus d'exactitude et d'étendue.

Et d'abord, le *méconium*, comme on l'appelle, s'évacue peu de temps après la naissance, sans autre secours que le simple effort de la nature. Lorsque cela n'a pas lieu, à coup sûr le lait de la mère qui est alors aqueux, peu substantiel, et purgatif, a tout l'effet desirable. Supposeroit-on qu'il est quelque préparation chimique qui égaleroit celle-là? ou bien s'imagineroit-on que le *méconium*, retenu pendant quelques heures, pourroit faire la moitié autant de mal que les huiles, les sirops, et les drogues âcres ou indigestes? Mais il a suffi que les sages-femmes ou les nourrices aient entendu des médecins qui n'y entendoient guère plus qu'elles, prescrire des apéritifs pour faire évacuer les restes du *méconium*. La science imaginaire qu'elles ont ainsi acquise, flattoit trop leur vanité pour qu'elles n'en fissent pas parade en toute occasion : et de pauvres enfans ont souffert de cruels tourmens, parce que leurs sages-femmes ont eu le desir de montrer leur profonde habileté en médecine.

Un de mes amis intimes m'envoya un jour chercher pour voir un enfant nouveau-né qui paroissoit souffrir beaucoup. Je découvris aisément que quelque médecine donnée mal à propos lui occasionnoit le mal de ventre : la sage-femme étoit présente, et je lui remontrai combien il étoit imprudent de hasarder des remèdes avec la constitution délicate d'un enfant. « Bon dieu, docteur, me répondit – elle d'un ton de surprise, et plein de suffisance, je ne lui ai pas donné autre chose que la médecine propre à lui faire évacuer l'*économie* ». J'aurais ri peut-être de son affectation à employer les termes de médecine, et de la ridicule tentative qu'elle faisoit pour retenir le mot de *méconium* ; mais le mal sérieux dont elle étoit cause, m'ôta toute idée de plaisanterie ; je la réprimandai vivement, et la fis rougir de honte en lui disant qu'il étoit aussi facile de donner du poison pour médecine , que de se servir du mot *économie* pour celui de *méconium*. La folle présomption peut conduire à l'une et à l'autre sottise.

Mais dans des cas semblables, il ne faut pas, ainsi que je l'ai déjà dit, jeter tout le blâme sur les sages-femmes et les nourrices : les médecins eux mêmes ont fait trop peu d'attention au traitement médical qui convient aux enfans, et leurs connoissances superficielles sur ce sujet important, ont accrédité des erreurs qui ont les conséquences les plus funestes. J'ai entendu dire un jour à un médecin très célèbre, qu'il avoit rencontré dans sa pratique le cas d'un enfant qui n'avoit évacué le *méconium* que trois mois après sa naissance, et encore au moyen de fort purgatifs drastiques. Quoiqu'un des premiers anatomistes de l'Europe, il s'étoit laissé tromper par la couleur noire des selles de l'enfant, parce que, manquant d'observations pratiques et d'expérience, il ne pouvoit attribuer la couleur des selles qu'au reste prétendu de *méconium* qu'elles contenoient. Il n'y a rien de si absurde, dit un ancien écrivain, qui n'ait été avancé par quelque philosophe. Je suis fâché d'ajouter que cette assertion peut être appliquée avec encore plus de vérité aux professeurs en médecine.

Il n'y auroit pas grand mal encore, si l'idée qu'il est nécessaire de purger les enfans, se bornoit à leur faire prendre une potion apéritive pour évacuer le *méconium*. Malheureusement l'erreur commise à leur naissance, se renouvelle et se répète souvent, et cesse rarement autrement qu'avec la vie de la pauvre créature. Il faut des opiats pour le faire dormir ; des carminatifs pour chasser ses vents ou guérir les tranchées qu'il éprouve ; des laxatifs, des émétiques pour nettoyer son estomac ; enfin des milliers de remèdes inutiles ou dangereux pour guérir des maladies qui sont uniquement l'effet de la mauvaise méthode de nourrir, et pour lesquelles il n'y a d'autre remède qu'une réforme complète à cet égard.

Lorsqu'un homme de l'art est appelé pour donner ses soins à un enfant, son premier devoir est de s'informer de la conduite de la nourrice, et si elle est défectueuse, de la rectifier. Il est rare qu'il ait besoin de rien prescrire de plus. La plus grande des erreurs, c'est de supposer que les fautes des nourrices puissent se

réparer avec des drogues. Les remèdes, quelque habile que soit celui qui les administre,
ne peuvent pas tenir lieu des soins entendus
d'une bonne nourrice; et lorsqu'ils sont donnés
sans intelligence, ce qui, je le crains, n'arrive
que trop souvent, ils doivent faire beaucoup
de mal. Les faits suivans mettront cette matière
dans tout son jour.

Lorsque je me chargeai, il y a environ quarante ans, d'une partie considérable de l'hôpital des Enfans-Trouvés d'Ackworth dans le
comté d'Yorck, je trouvai que les enfans en
nourrice avoient été jusque-là soignés par des
apothicaires de campagne, qui, assurés que
leurs drogues seroient payées, les distribuoient
toujours d'une main très libérale. Tous les
buffets, toutes les tablettes de la maison étoient
chargés de fioles et de vases de drogues. Ainsi
traités, il mouroit chaque année la moitié des
enfans. Comme il étoit évident pour moi qu'une
aussi grande mortalité n'étoit pas naturelle, je
m'attachai à persuader aux gouverneurs que
les enfans n'avoient que rarement, ou même
jamais, besoin de drogues, et que s'ils étoient
soignés convenablement, ils se porteroient bien.
Un nouveau réglement eut lieu. Il fut défendu
aux nourrices, sous peine d'être responsables

des suites, de donner aucune drogue aux enfans sans mon ordonnance, et on leur conseilla d'avoir plus de confiance dans leur exactitude à remplir leurs devoirs que dans les doses de médecine. Il en résulta que la dépense en drogues ne s'éleva pas à la centième partie de celle qu'on faisoit auparavant, et qu'il ne mourut pas plus d'un enfant sur cinquante annuellement ; il est rare qu'on ait l'occasion de faire une expérience aussi en grand. J'avois à cette époque la surintendance d'un nombre immense d'enfans répandus dans un pays aussi sain que beau, et où les nourrices trouvoient qu'il étoit de leur intérêt de se conformer en tout à mes avis; en effet, la moindre négligence, à cet égard, leur faisoit perdre leur occupation. L'heureux résultat de ce plan n'a laissé aucun doute sur sa bonté. C'est la théorie vérifiée par la pratique..

Un peu de réflexion suffit pour convaincre un observateur attentif de la nature, qu'elle n'a destinés les nouveau-nés dans aucune espèce à être élevés à l'aide de la médecine. Jamais on ne voit à cet égard se tromper les autres animaux qui n'ont de guide que l'instinct. Mais l'homme qui veut en toutes choses être la créature de l'art, se laisse égarer par lui. J'ai vu fréquemment des exemples de familles qui, ayant perdu tous leurs enfans, lorsqu'elles s'étoient confiées à la médecine, et qu'elles avoient employé la faculté, rendues sages par désespoir, et considérant que leur enfant ne pouvoit que mourir, avoient totalement rejeté l'usage des remèdes, et depuis lors n'avoient pas vu périr un seul enfant. Si l'on veut prendre une idée plus générale des effets de ces deux différentes méthodes de traitement, on n'a qu'à voir ce qui se passe dans cette partie de l'île (North Britain) où je suis né ; le peuple y a une forte et très juste aversion contre l'usage de droguer les enfans, et sa conduite sensée est récompensée dans une postérité nombreuse et saine. Mais les infirmités, les maladies, la mort s'introduisent avec le médecin dans les maisons de parens d'un rang plus élevé : et comme on voit souvent les enfans de ceux-ci ne pas profiter, « il ne faut pas s'en étonner, dit-on communément dans le pays, on a fait prendre des drogues aux pauvres créatures ».

Il est sans doute possible qu'il se rencontre des cas où l'usage des remèdes se trouve justifié ; mais c'est ce qui arrive très rarement quand les enfans sont soignés convenablement, à moins que les innocentes créatures ne doivent la foiblesse de leur tempérament à la constitution énervée de leurs parens ; je vais plus loin, et je soutiens que lors même que l'usage fréquent ou continué des remèdes est jugé nécessaire, un enfant dont l'existence est conservée par leur moyen a peu de motifs pour remercier ses parens de ce qu'ils l'empêchent de mourir ; s'il existe, c'est pour être à charge à la société, et il ne jouit jamais assez de la vie pour que la possession puisse en être regardée comme un bonheur pour lui. Dans tous les autres cas d'indisposition légère ou accidentelle, je n'hésite pas à dire que mon opinion positive est que les médecines font vingt fois du mal pour une seule qu'elles font du bien.

Un auteur moderne qui a écrit sur la manière de conduire les enfans, Nelson, pense qu'il est malheureux qu'on ne puisse que rarement les engager sans contrainte à prendre médecine ; mais lorsque je considère le nombre presque infini de jeunes victimes des médecines, loin de m'affliger de cette répugnance, je m'en réjouis au contraire, pleinement convaincu que si les enfans n'en avoient aucune à avaler les drogues, on en perdroit un bien plus grand nombre encore. Je sais que l'usage de beaucoup de mères est de placer leurs enfans sur le dos, de lui boucher le nez, et de faire descendre ensuite par force la médecine dans son gosier; c'est ajouter le danger de les suffoquer à la certitude de les dégoûter, au hasard du mal que peut leur faire une potion trop souvent dangereuse par sa propre nature; les tromperies ou les caresses qu'on emploie aussi dans ce cas avec les enfans sont presque aussi mauvaises. Dire à un enfant que s'il prend médecine il aura une récompense, c'est lui apprendre d'avance que la médecine est désagréable, et on est sûr ensuite qu'il la refusera, quand même on la rendroit agréable au goût. Lorsqu'il est absolument nécessaire de purger un enfant, et cela doit arriver très rarement, ainsi que je l'ai déjà dit, la médecine peut être préparée de manière à faire partie de sa nourriture. De plus, un enfant doit être habitué de bonne heure à ne rien refuser, et dans ce cas il ne refusera pas de prendre médecine; il agira par soumission habituelle à l'autorité, et non par la cruelle impulsion de la force, ou l'attrait dangereux d'une récompense.

Je pourrois indiquer ici plusieurs moyens faciles pour engager les enfans à prendre médecine, si je 'n'étois pas convaincu qu'ils ne sont déjà que trop souvent empoisonnés de cette manière. Si les remèdes n'occasionnent pas toujours immédiatement des infirmités, des maladies ou la mort, ces maux n'en seront pas moins certainement en dernier résultat la conséquence de ce qu'on aura mis la médecine à la place des soins convenables pour élever les enfans, et de ce qu'on aura follement supposé que les remèdes peuvent tenir lieu de ces soins. En vain l'art emploie toutes ses ressources, les plus grands efforts de l'habileté humaine ne sauroient réparer les maux qu'occasionnent le défaut d'air pur, de propreté, du lait d'une nourrice saine, d'une bonne nourriture, et de l'exercice convenable ; la négligence sur un de ces points essentiels entraîne des maux irréparables, tandis qu'au contraire l'attention convenable qu'on y porte prévient toute nécessité d'avoir recours à l'aide de la médecine. Mais les femmes sont tellement portées à abreuver les enfans de potions, que lorsque j'ai eu occasion d'employer des nourrices dans ma propre famille, ce n'a été que difficilement que j'ai pu les empêcher de faire prendre secrètement médecine aux enfans ; cet exemple engagera, je l'espère, les pères à faire usage de la plus grande surveillance et de toute leur autorité en pareille circonstance.

De toutes les opinions, celle que j'ai trouvée la plus difficile à détruire dans l'esprit des mères, c'est l'idée que les enfans sont remplis d'humeurs dangereuses, et qu'on ne peut les en débarrasser qu'en les purgeant. Paroît-il une tache sur la peau, aussi-tôt il faut nettoyer leurs intestins pour faire disparoître le bouton dangereux, et pour *adoucir*, comme disent les mères, *le sang* de ces pauvres créatures; elles ne savent guère, et l'on a bien de la peine à le leur persuader, que tous les purgatifs, quelque doucement qu'ils opèrent, dérangent immédiatement l'estomac, affoiblissent sa puissance digestive, vicient les sucs destinés à la solution des alimens, et empêchent ainsi le chyle qui forme le sang d'être préparé comme il faut; c'est le moyen sûr d'engendrer des humeurs nuisibles, au lieu de les chasser, et de corrompre, d'appauvrir la source de la vie, au lieu de la purifier.

Les autres sortes de médecines que les craintes et la sottise des mères ont fait adopter pour les enfans à la mamelle, sont à peu près aussi nuisibles. Si j'avois le temps d'en transcrire le long catalogue, et d'en décrire les effets dans un âge aussi tendre, on verroit qu'il seroit plus convenable de les appeler des poisons que des remèdes. Elles font toujours du mal, et ne peuvent faire aucun bien. On les donne, soit sous des prétextes frivoles, soit pour soulager des maux causés par la mauvaise manière de nourrir, et qui ne peuvent pas être guéris par les moyens que fournit l'art. S'en rapporter à la médecine pour ce qu'il lui est impossible d'opérer, c'est aggraver le mal d'une première erreur par une erreur plus grande encore ; c'est précipiter un malheureux enfant dans le tombeau. S'il existoit une loi qui défendît expressément de donner des drogues aux enfans, et qu'on la fît exécuter à la rigueur, je suis persuadé qu'elle sauveroit la vie à des milliers chaque année dans cette capitale (Londres) seulement. J'ai fait ailleurs quelques remarques sur la conduite ordinaire des mères de Londres, dont la confiance dans les remèdes n'est nullement diminuée par les preuves les plus lamentables, non seulement de leur inefficacité, mais encore de leurs funestes conséquences. Sitôt qu'un de leurs enfans paroît indisposé ou ne pas profiter assez, ce qui doit arriver assez souvent quand ils sont si mal conduits, elles courent chez l'apothicaire. Trop souvent l'honnêteté de celui-ci est contrariée, ou même son jugement se trouve égaré par son intérêt immédiat. Il vit du débit de ses drogues, et il est rare qu'il se refuse à en envoyer des provisions abondantes dans les maisons où il sait que les parens sont en état de les payer. Les médecines, déguisées sous mille formes différentes, sont substituées aux seuls moyens raisonnables de rétablir la santé d'un enfant, tels qu'un changement nécessaire d'air, de l'exercice, des vêtemens, enfin une diète convenable; le mal commencé par la nourrice est achevé par le médecin, et la mort vient un peu plus tôt, un peu plus tard mettre fin aux souffrances de la malheureuse victime.

Je suis fâché d'avoir à parler des vues intéressées et de la conduite répréhensible des classes inférieures de la faculté; mais le mal est si grand, si justement alarmant, qu'il est impossible de le passer sous silence, et qu'on n'en peut faire mention sans être pénétré d'une profonde indignation. La foiblesse, les craintes des mères, introduisent l'apothicaire, et il faut un effort, dont pas une sur mille n'est capable pour le renvoyer ensuite. Un homme actif et hardi dans cette profession, n'a besoin que de trouver quelques mères timides pour faire sa fortune. Mais malheur aux pauvres enfans qui, pour faire rouler son char, doivent, chaque jour, avaler ses drogues ! Cependant, tel est le préjugé des mères que, sans cela, elles croient leur enfant négligé, et renverront un apothicaire pour en prendre un autre qui administre des remèdes d'une main plus libérale ou plutôt plus destructive.

Si l'apothicaire est un homme dangereux, le charlatan l'est encore davantage. Cependant, j'ai à peine connu une seule mère, une seule nourrice qui n'eût pas le spécifique de quelque charlatan, et qui n'en fît pas prendre de temps en temps une dose à son enfant. Au moins si ces spécifiques ressembloient aux colliers anodins, ils ne feroient pas de mal à l'innocente créature, et ils n'auroient d'autre effet que de satisfaire la mère, et de lever une contribution sur sa crédulité. Mais ils sont très souvent composés d'ingrédiens actifs qu'on ne devroit administrer qu'avec une extrême circonspection. La plupart de ces remèdes sont des opiats très forts, ou des purgatifs dont la nature est fort différente de l'innocente efficacité des contes à dormir debout d'une bonne nourrice. Ils peuvent calmer, appaiser l'enfant, et le mettre à son aise pour un temps ; mais ils ne

manquent jamais de détruire ses forces digestives, et de causer une foiblesse générale avec
toutes les funestes conséquences qui en sont
la suite.

Il y a cependant une autre sorte de médecines empiriques qui, quoiqu'elles ne puissent
pas, en dernier résultat, tuer plus certainement que les précédentes, sont plus promptes
et plus violentes dans leur funeste manière
d'agir; je veux parler de ces gâteaux, de ces
poudres, et des diverses autres préparations
annoncées comme des spécifiques contre les
vers. Un enfant paroît pâle, sa mère effrayée
croit que les vers en sont la cause. Elle va aussitôt chez le *médecin pour les vers*, et celui-ci
donne la dose qu'il administre sans avoir le
moindre égard à la délicatesse de la constitution du malade. Tout ce qu'il cherche, c'est
d'expulser les vers; il triomphe en faisant parade de son succès, lequel toujours accompagné
de grand danger, est quelquefois suivi de la
mort. J'ai vu l'exemple d'un specifique de cette
espèce qui fit mourir un enfant dans les vingt-
quatre heures : mais qu'importoit au charlatan;
il avoit vendu sa médecine, et il s'inquiétoit
peu du mal qu'elle pouvoit faire dans des cas
particuliers.

Je n'en aurois pas tant dit au sujet de cette indifférence révoltante sur le meurtre, si je n'en avois vu des preuves, et même chez des personnes qui prétendoient à la supériorité dans ce genre. J'avertis un jour une dame que sa fille étoit sérieusement attaquée de la consomption, et je lui conseillai de l'envoyer à la campagne pour prendre l'exercice du cheval, boire du lait d'ânesse, et user d'une diète légère et restaurante. Mais au lieu de suivre mon avis, elle conduisit sa fille à un très célèbre charlatan qui ne tarda pas à la délivrer de toutes ses inquiétudes.

Je suis fâché d'être forcé de remarquer ici que la confiance dans ces vermifuges débités par des charlatans, n'est pas exclusivement le partage des personnes crédules du beau sexe, et qu'on la rencontre aussi chez des hommes distingués par leur rang et leurs talens. J'ai vu, et j'en ai été sincèrement affligé, des attestations de l'efficacité de quelques-uns de ces remèdes empiriques, signées par des personnes infiniment respectables. Je suis bien éloigné de vouloir révoquer en doute leur bonne foi; mais certes, en mettant leur signature à ces papiers, elles ne savoient pas ce qu'elles faisoient. Elles étoient persuadées qu'elles n'attestoient autre chose qu'un simple fait, sans se douter que la réalité du fait étoit bien loin d'être à portée de leur jugement et de leurs connoissances. Elles avoient vu donner un remède empirique à un enfant, et celui-ci avoit ensuite rendu des vers. Mais que falloit-il en conclure? Le même effet ne pouvoit-il pas être produit par des poisons très dangereux? et des personnes qui ne connoissoient en aucune manière les ingrédiens dont le vermifuge étoit composé, pouvoient-elles assurer que l'effet qu'on lui attribuoit ne pût pas attaquer la constitution de l'enfant, ou même mettre sa vie en danger? En supposant même qu'en une ou deux circonstances le remède eût produit quelque bien apparent, et aucun mal qu'on pût appercevoir, cela suffiroit-il pour recommander généralement l'usage d'un remède secret quelconque, lorsque des milliers d'enfans qui même n'existent pas encore, peuvent périr victimes du prétendu remède? Ces remarques empêcheront, je l'espère, les hommes qui jouissent de la considération publique, de donner ainsi imprudemment une sorte de sanction aux déceptions possibles du charlatanisme, et elles diminueront en même temps le respect que des individus, ou même le public en général, peuvent avoir pour des témoignages donnés aussi inconsidérément.

Pour résumer maintenant le détail des divers exemples de la foiblesse des mères, j'observerai que la folie la plus étrange de toutes, et qui n'est pas la moins dangereuse, c'est de purger des enfans qui se portent bien, sous le prétexte insensé de prévenir des maladies. Le printemps et l'automne sont les saisons consacrées à la médecine, dans le calendrier des mères et des nourrices. A ces époques, quelque bien portant que soient les enfans, pour les conserver sains et vigoureux, on ne manque pas de leur faire prendre une dose ou deux de ce qu'on nomme une médecine innocente, et on les rend réellement malades de peur qu'ils ne le deviennent; on affoiblit leur constitution par les funestes moyens qu'on emploie pour la fortifier. J'en ai déjà tant dit sur les mauvaises conséquences qui doivent résulter, dans l'enfance sur-tout, de l'usage des laxatifs, que je crois inutile d'ajouter de nouvelles raisons contre cette pratique absurde. Je remarquerai seulement que les médecines, comme les saignées, deviennent une habitude qu'on ne peut plus quitter impunément : chaque nouvelle médecine ouvre le chemin à une autre, jusqu'à ce que les entrailles soient détruites. Il ne faudroit donc jamais en administrer que dans le cas de maladie actuelle, et pour chasser quelque poison plus dangereux qu'elles.

Comme ceci est un point sur lequel on ne peut trop appuyer, je mettrai sous les yeux de mes lecteurs l'opinion de M. Locke sur le même sujet. Elle a un double poids et à cause de son habileté en médecine, et à cause de la précision extraordinaire avec laquelle il raisonne sur tous les sujets. Comme il avoit été élevé pour être médecin, on ne peut le soupçonner, ainsi que quelques philosophes modernes, d'avoir cédé, en écrivant, à l'influence d'aucun préjugé contre la faculté. « *Peut-être*, dit-il, *s'attend-on que je vais indiquer quelques remèdes pour prévenir les maladies :* je n'en connois qu'un seul, et qu'il faut religieusement observer, C'EST DE NE JAMAIS DONNER AUX ENFANS DE MÉDECINE DE PRÉCAUTION. En suivant les conseils que j'ai donnés ci-devant, on préviendra mieux les maladies, je le suppose du moins, que si l'on faisoit prendre aux enfans *des tisanes de dames*, ou des *médecines d'apothicaires*. Ayez soin de soumettre les enfans au régime que j'ai indiqué, autrement, au lieu de prévenir les maladies, vous leur ouvrez la porte. Il ne faut pas même toutes les fois qu'ils ont une légère indisposition, les purger ou appeler le médecin, si sur-tout celui-ci est un ami des remèdes, qui couvriroit leurs tablettes de fioles et rempliroit leurs estomacs de drogues. Il est plus sûr *de les abandonner entièrement à la nature,* que de les mettre dans les mains d'un homme qui se hâte d'en venir aux médecines, ou qui croit que dans les maladies ordinaires les enfans doivent être traités autrement que par le régime, ou par une méthode peu différente de la simple diète; la raison et l'expérience s'accordent à me persuader qu'il faut ménager le plus possible la tendre constitution des enfans, et n'y faire que ce qu'exige la nécessité des circonstances ».

Ajouter quelque chose, par voie de commentaire ou d'explication , à un langage à la fois si clair et si énergique, ce seroit montrer la plus grande foiblesse. C'est assez pour moi de citer une autorité si digne de confiance à l'appui de ma doctrine favorite. Le but principal de cet ouvrage est de faire renoncer à l'usage des remèdes dans le premier âge, et de montrer comment la santé peut être très bien conservée par les soins convenables dans la manière d'élever les enfans. Il n'y a pas, à ma connoissance, d'autre méthode pour prévenir les maladies, que d'être attentif à suivre les règles que j'ai données. Un enfant accoutumé aux bains froids, et qu'on a laissé jouir entièrement de l'air libre, ne peut être sujet aux fluxions, aux maux d'yeux, aux rhumes et à la toux. Une peau tenue sèche et propre, qui n'est relâchée ni par la chaleur, ni par des impuretés, favorise l'issue des humeurs nuisibles ou superflues, tandis qu'en même temps l'exercice empêche qu'aucun germe de corruption ne s'introduise dans quelque partie du système. Au lieu de médecine funeste, que votre enfant trouve l'aliment que la nature a préparé pour lui, et soyez sûr que le lait d'une nourrice saine et modérée, ne lui donnera jamais de tranchées et de coliques; il le nourrira sans l'échauffer; sa constitution ne s'altérera point, le mouvement de son sang sera régulier, et la surface de son corps se conservera entièrement exempte de boutons et d'éruptions. En vérité je ne connois aucune maladie dont un enfant ne puisse être préservé par une nourrice qui sait le conduire raisonnablement. Les causes qui préparent toutes les maladies des enfans, sont la foiblesse de son estomac, et l'irritabilité de son système nerveux. On y remédie par la méthode que je propose. L'estomac a besoin de nourriture, il faut lui donner celle qui est proportionnée à ses forces, et ne pas le surcharger. Il faut aussi éviter, avec le plus grand soin, tout ce qui peut irriter les nerfs, ou occasionner des convulsions. Au milieu même de la contagion et des maladies épidémiques, la pureté du tempérament d'un enfant nourri comme il faut, corrige la malignité de la contagion, et lui ôte ses dangers ordinaires.

On trouvera peut-être que la chaleur avec laquelle j'ai recommandé l'inoculation dans un autre ouvrage, contredit un peu la doctrine que j'établis ici ; mais c'est parce qu'il n'y a que bien peu d'enfans qui soient nourris suivant ma méthode, que je crois utile de les mettre en garde contre tout danger possible de gagner accidentellement la petite vérole. Il est en outre important de pouvoir être maître du temps, du lieu et des circonstances où l'enfant contracte cette maladie. Et d'ailleurs j'ai fait voir, dans ma *Médecine Domestique*, avec quelle facilité et quelle sûreté cette opération peut être faite par les mères et les nourrices, sans le moindre besoin d'aucun conseil et d'aucun secours de la médecine.

M

SECTION CINQUIÈME.

De la Nourriture qui convient aux Enfans.

J'ai fait voir suffisamment, je crois, dans la section précédente, combien c'est une dangereuse folie de purger un enfant nouveau-né avant de lui donner de la nourriture; et j'ai fait remarquer de quelle admirable manière les qualités délayantes et légèrement apéritives du lait de la mère remplissent le double but de purger et de nourrir autant qu'il peut être convenable. La nature ne donne et l'art ne peut préparer rien qui puisse être avantageusement substitué à ce fluide délicieux. Le lait acquiert de la consistance, et donne une nourriture plus substantielle à l'enfant à mesure qu'il devient plus capable de la digérer. Ses forces physiques augmentent, ses dents percent ses gencives, et il peut prendre enfin une nourriture plus solide et plus substantielle, et qui demande plus de forces digestives. Ces changemens sont si évidens qu'il est impossible de s'y tromper. On prétendroit en vain les ignorer, et pour peu que l'on s'écarte d'une route si clairement tracée, on en est puni par le mal durable qui en résulte pour la santé. L'enfant qui a dû toute sa subsistance et son accroissement pendant qu'il étoit dans le sein de la mère aux sucs qu'il tiroit de celle-ci, ne peut pas, sans le plus grand danger, voir cette manière de se nourrir entièrement changée aussitôt après sa naissance. Il faut qu'il tire encore ses alimens de la même source ; un changement trop brusque et si contraire à la nature, seroit une trop forte épreuve pour sa constitution délicate.

J'ai essayé de convaincre les mères, dans la partie où j'ai parlé de leurs couches, du danger imminent qui résulteroit, pour leur santé, de l'oubli du plus sacré de leurs devoirs, celui d'allaiter elles-mêmes leurs enfans. C'est une obligation si fortement imposée par la nature, qu'aucune femme ne peut impunément négliger de la remplir, tandis qu'en se conformant gaiement à cette loi impérieuse, les mères y trouveront la plus douce jouissance dont le cœur humain soit susceptible. Il n'y a que celles qui l'ont éprouvé qui puissent avoir une idée des sensations qui accompagnent l'acte de donner à teter ; et quant au ravissement qu'éprouve l'ame d'une tendre mère dans de tels momens, ils sont au-delà de tout ce qui peut se décrire, de tout ce qui peut s'imaginer. Elle s'assure aussi, de cette manière, l'accomplissement des promesses faites par ceux qui ont le mieux écrit sur ce sujet, savoir: un prompt rétablissement de ses couches, l'assurance d'une santé ferme et durable, les jouissances pures qui sont le partage des époux, la faculté d'engendrer d'autres enfans, l'attachement constant de son mari, l'estime et le respect du public, l'affection, la reconnoissance sincères des objets de ses tendres soins, et enfin la satisfaction de voir son exemple suivi par ses filles et recommandé par elles à d'autres mères.

Quoique je me sois assez étendu sur ce sujet dans la partie de mon ouvrage que je viens de citer, cependant en l'examinant de nouveau il me vient d'autres idées qui me persuadent de plus en plus de son importance. Le public a souvent été amusé par des annonces illusoires de remèdes universels. Quant à moi, une longue expérience a presque détruit ma confiance dans l'efficacité des spécifiques, même les meilleurs. Mais si j'étois consulté sur quelque remède contre la plus grande partie, non seulement des maladies, mais encore des vices de la société, je n'en indiquerois pas d'autres que la stricte attention des mères à nourrir elles-mêmes et à élever leurs enfans: « Voulez-vous rendre chacun à ses premiers devoirs, s'écrie l'éloquent Rousseau (1) dans un de ses beaux mouvemens d'enthousiasme et de sensibilité, commencez par les mères, vous serez étonné des changemens que vous produirez. Tout vient successivement de cette dépravation : tout l'ordre moral s'altère ; le naturel s'éteint dans tous les cœurs ; l'intérieur des maisons prend un air moins vivant ; le spectacle touchant d'une famille naissante n'attache plus les maris, n'impose plus d'égards aux étrangers ; on respecte moins la mère dont on ne voit pas les enfans ; il n'y a point de résidence dans les familles ; l'habitude ne renforce plus les liens du sang ; il n'y a plus ni pères, ni mères, ni enfans, ni frères, ni sœurs ; tous se connoissent à peine : comment s'aimeroient-ils ? chacun ne songe plus qu'à soi. Quand la maison n'est qu'une triste solitude, il faut bien aller s'égayer ailleurs ».

« Mais, continue-t-il, que les mères daignent nourrir leurs enfans, les mœurs vont se réformer d'elles-mêmes, les sentimens de la nature se réveiller dans tous les cœurs; l'état va se repeupler ; ce premier point, ce point

---

(1) Emile, tom. I, pag. 51, édit. de Hollande.

seul va tout réunir. L'attrait de la vie domestique est le meilleur contre-poison des mauvaises mœurs. Le tracas des enfans qu'on croit importun, devient agréable ; il rend le père et la mère plus nécessaires, plus chers l'un à l'autre, il resserre entre eux le lien conjugal. Quand la famille est vivante et animée, les soins domestiques font la plus chère occupation de la femme, et le plus doux amusement du mari : ainsi de ce seul abus corrigé résulteroit bientôt une réforme générale ; bientôt la nature auroit repris tous ses droits. Qu'une fois les femmes redeviennent mères, bientôt les hommes redeviendront pères et maris ».

A cette esquisse tracée par le pinceau d'un si grand maître, je me contenterai d'ajouter que les heureuses conséquences d'une telle réforme ne seroient pas moins frappantes sous le point de vue médical que sous le moral : elle poseroit une barrière contre les cruels ravages de la mort dans la première période de la vie. La longue liste des maladies des enfans seroit presque tout à fait effacée, ou ne contiendroit rien d'alarmant ; tout enfant, fortifié par le lait de sa mère, auroit, comme le jeune Hercule, assez de force pour étouffer le serpent qui oseroit l'attaquer dans son berceau. Les

indispositions occasionnelles qu'il éprouveroit
ne seroient pour lui que des épreuves nécessaires qui l'accoutumeroient peu à peu à supporter la peine avec le courage d'un homme.
Enfin la santé, la force et la beauté pren-
droient la place de la foiblesse, des difformités et des maladies. La société seroit renou-
velée; et l'homme au lieu de déchoir, comme
il fait maintenant, en dégénérant graduellement, s'éleveroit bientôt à la perfection ori-
ginelle de la nature.

Si l'on doutoit de la vérité de ce que j'avance
ici, que l'on jette les yeux sur les autres parties
de la création vivante, les doutes s'évanoui-
ront immédiatement. Les animaux sauvages
ne dégénèrent jamais; ils portent et mettent
au jour leurs petits sans s'affoiblir : et pourquoi?
parce que les femelles obéissant en tout aux
impulsions de la nature, nourrissent leurs petits, et veillent sur eux avec la plus tendre
sollicitude, jusqu'à ce qu'ils puissent se tirer
eux-mêmes d'affaire. Non seulement l'habitant
des forêts, la louve et la tigresse farouche,
mais aussi les monstres qui habitent les abî-
mes de l'Océan, donnent leurs mamelles à
leurs petits et les allaitent. La femme se lais-
sera-t-elle reprocher qu'elle est le seul mons-

tre insensible capable d'abandonner le fruit de ses entrailles, et de le livrer aux soins d'une étrangère ? consentira-t-elle à faire tomber la malédiction de sa conduite dénaturée sur sa misérable postérité.

Mais je veux laver le caractère du sexe d'un reproche aussi injurieux : les femmes sont moins coupables que ce qu'on nomme improprement la société civilisée. Dans les temps grossiers, il il n'en étoit pas ainsi : il n'en est pas ainsi non plus parmi les nations sauvages. J'ai ci-devant cité quelques exemples remarquables de leur tendresse maternelle. L'influence d'un sentiment si puissant ne peut être affoiblie que par la force du vice, et par les raffinemens de l'art. Par-tout où prévaut une innocente simplicité de mœurs, les enfans ne sont pas confiés à des nourrices étrangères ; les femmes ne se contentent pas d'être mères à moitié, pour me servir de l'expression d'un ancien écrivain ; de mettre au jour et de rejeter ensuite leur pro-géniture. Elles pensent, comme cet auteur, que rien ne peut être aussi contraire à la nature qu'une mère imparfaite qui, après avoir nourri dans son sein, et avec son sang, un être qu'elle ne voyoit pas, refuse son lait à celui qu'elle voit vivant, et qui devenu créature humaine implore ses secours.

Dans les cercles polis, ou plutôt dépravés de la société, ces sentimens sont inconnus ou dédaignés. Les femmes énervées par le luxe, séduites par l'appât trompeur des faux plaisirs, encouragées par de honteux exemples, sont empressées de se débarrasser de leurs enfans aussitôt qu'elles les ont mis au jour, afin de pouvoir employer le temps, ainsi gagné sur l'accomplissement de leur devoir, dans la dissipation et l'indolence. Que les maris ne s'y trompent point : ils ne doivent pas compter sur l'attachement de femmes qui, en négligeant d'allaiter leurs enfans, rompent les plus forts liens de la nature ; l'amour conjugal, la fidélité, la modestie, la chasteté, aucune vertu, en un mot, ne peut jeter de profondes racines dans le cœur d'une femme insensible aux affections maternelles. Je connois toutes les petites ruses employées par les femmes nouvellement mariées (1), afin de paroître desirer de nourrir leurs enfans, tandis que secrètement elles mettent tout en œuvre pour se faire conjurer par leurs maris abusés, de renoncer à ce projet, dans la crainte du mal qui peut en résulter pour leur constitution : si leur santé n'a pas été altérée par leur faute, loin de l'affoiblir

______

(1) Emile, liv. I.

en nourrissant , elles la fortifieront ; si quelque vice de constitution les rend incapables d'allaiter leurs enfans , qu'elles s'abstiennent d'en faire. On ne peut trop le répéter , toute femme qui ne peut pas remplir les devoirs d'une mère, n'a pas le droit de devenir épouse.

Dans les cas de maladie ou d'infirmité accidentelle qui mettent une mère dans l'impossibilité de donner le sein à son enfant , dans ceux où elle ne peut le faire sans s'exposer visiblement à de grands dangers, elle est justement à plaindre d'être ainsi privée du plus grand plaisir de la vie , celui de nourrir et de soigner son propre enfant. Mais le nombre des femmes qui ne *peuvent* réellement pas allaiter est très petit, en comparaison de celles qui ne le *veulent* pas. Ce n'est pas notre pitié , c'est notre indignation que doivent exciter les dernières. Elles étouffent tout sentiment de tendresse; elles sont sourdes à la voix de la nature ; elles sacrifient à des occupations condamnables le plus important des devoirs , et échangent follement des plaisirs dont le souvenir est toujours doux , contre d'autres qu'il est honteux de se rappeler.

Les mères qui se livrent ainsi à la dissipation, ne pensent guère à ce que leurs enfans doi-

vent presque toujours souffrir, lorsqu'ils sont
confiés à des nourrices mercenaires. Ne doi-
vent-elles pas être frappées de l'idée que la
femme qui se sépare de son propre enfant
pour nourrir le leur, donne, à moins qu'elle
n'y soit forcée par la plus grande misère, la
preuve qu'elle n'est pas une bonne mère? Comment peut-on se flatter alors qu'elle sera une
bonne nourrice? Et lors même que le temps
et l'habitude lui feroient prendre une tendre
affection pour son nourrisson, une mère sensible ne devroit-elle pas être effrayée de l'idée
que l'amour de son enfant passeroit à une
étrangère? Ah! sans doute les droits d'une
nourrice qui remplit fidèlement son devoir,
sont bien supérieurs à ceux de la mère qui
néglige les siens. Scipion l'Africain disoit qu'il
considéroit plus pour sa mère la femme qui
l'avoit nourri pendant deux ans de son lait,
que celle qui, l'ayant mis au monde, s'en étoit
ensuite séparée, et l'avoit abandonné. Mais
j'aime encore mieux ce que rapporte Van-
Swieten d'une reine de France (1) qui nourrissoit elle-même son enfant, et qui ne voulut

---

(1) Blanche de Castille. V. Anecdotes des Reines
et Régentes de France.

pas cesser de l'allaiter, quoiqu'elle fût attaquée d'une fièvre intermittente. Pendant un de ses accès, une autre femme ayant donné à tetter à l'enfant que le besoin faisoit crier, la reine en fut si mécontente qu'elle mit son doigt dans le gosier de l'enfant pour le faire vomir, ne voulant pas permettre qu'une autre remplît, même en partie, un devoir qui est exclusivement celui de la mère.

Je ne m'étendrai pas davantage sur ce sujet. J'espère en avoir dit assez pour encourager les bonnes mères qui remplissent assidûment leur devoir, et pour prémunir les autres contre les maux qu'on s'attire en le négligeant. Celles qui se décideront à céder au vœu de la nature et de la raison, trouveront les règles suivantes de quelque utilité pour l'accomplissement d'un dessein aussi louable.

On laissera prendre quelques heures de repos à la mère après qu'elle aura été délivrée, afin de se remettre de la fatigue qu'elle vient d'éprouver, et pour que la sécrétion du lait ait le temps de se faire avant de mettre l'enfant au sein. Ce retard n'a pour celui-ci aucun inconvénient. Plein de sang et de sucs, il n'a aucun besoin de nouvelle nourriture, jusqu'à ce que sa mère se trouve en état, après le repos nécessaire qu'elle a pris, de lui transmettre sans effort l'aliment agréable qui lui convient. J'ai indiqué plus haut les moyens dont il faut se servir, lorsque les mamelons ne sont pas assez proéminens pour être saisis facilement par l'enfant. Mais quelle que soit leur forme, il faut les laver avec un peu de lait chaud et d'eau, afin d'enlever la matière visqueuse et amère qui les entoure et empêche ces parties délicates d'être écorchées. Je conseillerois aussi aux mères de laver avec de l'eau chaude le bout de leurs seins pendant tout le temps qu'elles nourrissent, lorsqu'elles sont à portée de le faire; et lorsqu'elles ont beaucoup de lait, c'est-à-dire, plus que n'en exigent les besoins de leurs enfans, elles peuvent toujours en exprimer un peu avant de les mettre au sein, les premières gouttes qui sortent chaque fois que l'enfant tette, étant les plus sujettes à s'aigrir et à se corrompre.

Il est inutile que j'engage une mère tendre à laisser son enfant prendre à discrétion ce que la nature produit sans effort et en abondance. La seule attention nécessaire est de ne pas souffrir que le nourrisson s'endorme sur le sein, ou qu'il tette jusqu'à ce qu'il vomisse; il convient encore moins d'essayer de l'habituer à prendre d'autres alimens. C'est pourtant ce qui arrive ordinairement non seulement aux nourrices mercenaires, mais encore aux mères les plus tendres, et cela par suite de l'idée fausse, quoique accréditée, que l'enfant demandera moins souvent le sein, ou qu'il se fortifiera en prenant une nourriture plus abondante. Si la manière de vivre de celle qui nourrit n'est pas déréglée, elle n'a pas à craindre de ne pouvoir point suffire aux besoins de l'enfant, et elle peut être assurée que son lait est bien plus approprié à l'estomac du nourrisson, et fournit à celui-ci beaucoup plus de sucs nourriciers que toute autre préparation que l'art peut inventer.

Une autre erreur non moins commune, et plus dangereuse encore, c'est l'idée qu'une femme qui nourrit ne peut trop manger et trop boire, pour conserver ses propres forces et celles de son enfant, tandis qu'au contraire son lait vicié par l'intempérance peut affoiblir l'enfant, et altérer sa santé, et que la nourrice diminue réellement ses moyens de l'allaiter, et s'expose à être attaquée de la fièvre à la suite de son imprudence. Le régime rafraîchissant que j'ai recommandé ci-devant doit être suivi scrupuleusement pendant la première semaine après la délivrance ; et quoiqu'on puisse ensuite

être un peu moins sévère, cependant l'indulgence ne doit pas s'étendre jusqu'à permettre
à la nouvelle accouchée de manger de grosses
viandes, ou de boire des liqueurs échauffantes.
Une bouteille ou deux de bière suffiront pour
la boisson pendant la première quinzaine au
moins, et les alimens tirés du règne animal ne
devront être donnés qu'avec beaucoup de
réserve et en très petite quantité pendant un
beaucoup plus long temps. Il seroit même
également heureux pour les enfans et pour les
nourrices, que celles-ci pussent se borner, sans
privation pénible, aux alimens variés et salutaires qu'offrent le laitage et les végétaux. C'est
une grande erreur de croire qu'une nourrice
est plus propre à cette fonction quand elle vit de
substances animales; c'est précisément le contraire. Le lait des femmes qui vivent entièrement de végétaux est plus abondant, se conserve
plus long temps, et est beaucoup plus doux et
plus sain que celui qui est dû à une nourriture
animale, laquelle, outre sa tendance à l'inflammation, rend les enfans sujets aux tranchées et aux vers.

Ces remarques n'ont d'autre but que de rectifier quelques erreurs vulgaires relativement à
la quantité et à la qualité de la nourriture la

plus convenable aux nourrices; mais elles ne tendent point à imposer aux femmes la nécessité d'un changement total dans la manière accoutumée de vivre. Je voudrois qu'elles continuassent l'usage modéré de ce que l'expérience leur a montré être le plus favorable à leur santé, et qui peut être en même temps plus convenable à leurs enfans. Elles peuvent satisfaire sans danger leur appétit naturel; mais la gourmandise doit être réprimée, et elles ne doivent jamais céder à leur goût pour les liqueurs fortes et pour les alimens très épicés.

J'ai dit, il n'y a qu'un moment, que le lait d'une femme bien portante est très suffisant pour nourrir un enfant. Aucune autre chose ne devroit approcher de ses lèvres pendant au moins trois ou quatre mois après sa naissance. On peut alors lui donner de temps en temps un peu de bouillie légère ou de panade, afin de familiariser son goût avec cette nourriture, et de diminuer ainsi la difficulté et le danger qui résultent d'un changement entier et subit à l'époque du sevrage. Mais il ne faut, en aucun temps, mêler à ses alimens ou à sa boisson, ni épices, ni vin, ni sucre. Ces choses, et toutes celles de même nature qu'imaginent les mères ignorantes pour rendre les alimens agréa-

bles au goût et nourrissans, altèrent inévitablement son goût naturel , enflamment son sang,
remplissent son estomac de glaires et d'acidités.
Le sucre, en particulier, a un autre très mauvais
effet : son usage fréquent n'a pas seulement
l'inconvénient de dégoûter les enfans de ce qui
est simple et salubre , mais il les engage en
même temps à manger plus qu'ils ne feroient
sans cela, ou qu'ils n'en ont besoin , et les rend
ainsi gourmands avant même qu'on puisse dire
strictement qu'ils mangent.

Communément on sèvre trop tôt les enfans.
On suppose que ce qu'on appelle une nourriture
solide contribue davantage à leur accroissement
et à leur santé. Mais d'abord le lait, quoique
fluide, est immédiatement converti dans l'estomac en substance solide ; la digestion s'en fait
facilement, et il fournit alors la meilleure nourriture possible. Il paroît aussi qu'il n'est pas
naturel de mettre des substances solides dans la
bouche d'un enfant qui n'a pas encore de dents
pour les mâcher. Je regarderois donc la sortie
préalable des dents comme la plus sûre indication du temps où il convient de sevrer les enfans.
Je ne prétends pas donner cela comme une
règle invariable. Il faut avoir beaucoup d'attention à l'état de la santé de la nourrice, ainsi

que de celle de l'enfant. Seulement il semble que la sortie des dents indique en quelque sorte l'usage auquel on peut les employer. Il est en effet remarquable que pendant cette opération de la nature, qui est ordinairement douloureuse et difficile, les enfans portent, comme par instinct, à leur bouche, tout ce qu'on met dans leurs mains : donnez-leur dans ce cas des croûtes de pain, des morceaux de biscuit de mer, des fruits secs, des bâtons de réglisse fraîche, qu'ils puissent sucer et mâcher. Le corail, le verre et les corps durs de cette nature sont très mauvais ; ils meurtrissent les gencives et y causent de l'inflammation, ou bien ils les rendent dures et calleuses par leur frottement continuel, de sorte que la sortie des dents devient encore difficile, et occasionne une douleur plus aiguë et plus durable.

Quelques semaines avant le temps où l'on se propose de sevrer l'enfant, c'est à dire dans l'intervalle qui s'écoule entre les premiers symptômes de la pousse des dents, et l'apparition d'au moins quatre, on doit lui faire prendre plus souvent et en plus grande quantité des alimens solides, et réduire de la même manière la proportion de lait de la nourrice qu'on lui laisse encore teter, jusqu'à ce que

l'augmentation graduelle de la quantité des alimens, et la diminution de celle du lait de la
nourrice, rendent le changement presque im-
perceptible. La meilleure nourriture que je connoisse pour les enfans de cet âge, consiste en
pain et en lait préparé, comme je l'ai dit dans
ma *Médecine Domestique*; on fait bouillir d'a-
bord le pain dans de l'eau, après quoi l'on
exprime l'eau, et on mêle avec le pain une
quantité suffisante de lait non bouilli. J'ai observé dans l'ouvrage que je cite, que le lait employé de cette manière est plus sain et plus
nourrissant que lorsqu'il est bouilli, et il est
moins sujet à occasionner la constipation.

Il n'est pourtant pas nécessaire de borner
les enfans, lorsqu'ils sont sevrés, à une seule
sorte d'aliment. La carte du dîner peut être
graduellement augmentée, à mesure que l'enfant grandit, pourvu toutefois qu'elle offre
une innocente variété : on peut lui donner un
jour du pain et du lait, une autre fois du
pudding de pain, de temps en temps du pain
avec du bouillon, ou trempé dans le jus du
rôti étendu d'un peu d'eau, jusqu'à ce qu'enfin
ses dents étant bien poussées et en état de
mâcher de la viande, on lui en donne un peu
à dîner avec du pain et des légumes sains, à

proportion. Mais je dois interdire de la manière la plus positive tout ce qui tend à donner une douceur artificielle à ses alimens, toutes les épices, tous les assaisonnemens, excepté le sel, toutes les pâtisseries, le beurre sous quelque forme que ce soit, les fruits verts, et les liqueurs fermentées.

Comme j'ai une grande confiance dans la prudence des bonnes mères, quand elles connoissent bien leur devoir, je serois fâché de les fatiguer de trop de détails, ou de les assujettir à une gêne inutile. Je n'ajouterai qu'un seul avis sur cette partie de mon sujet, c'est de ne pas prendre la mauvaise habitude de donner à boire ou à manger aux enfans pendant la nuit ; et même pendant le jour, il ne faut pas leur en donner à toute heure, ce qui les habitueroit dès cet âge à la gourmandise. La tempérance, ce sûr préservatif de la santé, ne peut être trop tôt mise en pratique : qu'ils mangent à leur appétit à des intervalles réglés ; mais plus long-temps ils se priveront des choses que j'ai dit qu'on doit leur défendre, plus vîte ils grandiront, et moins de maladies ils auront à craindre.

Je suis convenu qu'il peut arriver qu'une mère soit dans l'impossibilité de nourrir son enfant, ou qu'elle ne puisse le faire sans danger ; je crois donc devoir donner ici quelques avis sur le choix d'une nourrice, et sur les autres devoirs imposés dans ce cas à celle qui aime son enfant. D'après ce que j'ai dit de la manière admirable dont le lait d'une femme nouvellement accouchée est adapté aux besoins de l'enfant qui vient de naître, on conclûra facilement que lorsqu'une mère ne peut remplir le devoir important de nourrir elle-même, elle doit préférer pour allaiter son enfant, une nourrice nouvellement accouchée ; autrement le lait n'auroit pas les qualités purgatives propres à évacuer les restes du *méconium*, et il ne seroit pas exactement proportionné dans sa consistance à la délicatesse de l'estomac de l'enfant. Dès qu'on s'écarte des intentions de la nature, on rencontre des inconvéniens, c'est ce qui oblige de recourir aux secours précaires de l'art. S'il y a eu plus d'une semaine de distance entre les couches de la mère et celles de la nourrice, alors il peut être nécessaire de débarrasser les premières voies au moyen d'une médecine apéritive. Une cuillerée de petit lait et d'eau, à laquelle on ajoute un peu de miel ou de cassonade, suffit ordinairement. Mais l'estomac d'un enfant ne peut pas s'habituer si aisément à une nourriture étrangère, ni devenir assez fort pour digérer le lait épais préparé pour un enfant plus âgé.

D'un autre côté, le conseil que je donne présente beaucoup de difficultés dans la pratique. Il ne peut pas être aisé, excepté dans les villes comme Londres où il y a plusieurs hôpitaux pour les femmes en couche, de se procurer des nourrices nouvellement délivrées pour des enfans nouveau-nés. Alors même comme la nourrice ne peut pas se déplacer pour l'enfant, celui-ci doit être porté chez la nourrice, et y rester jusqu'à ce qu'elle soit en état de venir dans la maison de la mère. De plus, si la principale considération dans le choix d'une nourrice est l'exacte coïncidence de sa délivrance avec celle de la mère, il est possible que la personne qu'on prendra, parce qu'elle se trouve remplir cette condition, n'ait d'ailleurs aucune des autres qualités desirables. Ainsi, comme je l'ai déjà dit, quelque route que nous suivions, lorsque nous nous écarterons de celle de la nature, nous rencontrons des obstacles et des perplexités sans nombre.

La plupart des personnes peuvent juger des autres qualités qu'on doit chercher dans une nourrice, telles que la santé, l'abondance du lait, l'état de prospérité de son propre enfant, la propreté, et la douceur du caractère. Cette dernière qualité, quoique bien importante, est rarement le sujet des informations. Pourvu que la nourrice et son enfant aient l'apparence de la santé, ou que la sage-femme rende un compte favorable du lait de la première, les mères n'en demandent pas ordinairement davantage, et elles semblent oublier qu'un bon caractère est aussi essentiel qu'une bonne constitution. Je ne veux pas dire qu'un enfant sucera les défauts de sa nourrice avec son lait; mais il ne peut qu'en souffrir beaucoup. Ils ont le double inconvénient d'altérer le lait, et de diminuer les tendres soins qu'elle prend de l'enfant qui est à sa merci. Les jumeaux qui fondèrent l'empire Romain furent, dit-on, allaités par une louve; une nourrice passionnée ou d'un mauvais caractère doit, suivant moi, être beaucoup moins capable encore de bien nourrir l'enfant qui lui est confié.

Lors même qu'elle auroit rencontré une bonne nourrice, une mère ne doit pas se croire exempte de tous soins. La première peut donner le sein à l'enfant, mais la mère doit la diriger et l'aider avec zèle dans toutes les autres parties de son devoir, afin de diminuer sa peine, et de

rendre sa situation agréable. Toutes les douceurs que peuvent permettre le bon sens et les
règles que j'ai prescrites dans cet ouvrage, devroient aussi être accordées à la nourrice. On
ne devroit pas la priver de voir de temps en
temps son mari : une rigoureuse chasteté, ou
l'abstinence absolue des plaisirs du mariage est
souvent aussi nuisible à la nourrice et à l'enfant
que pourroit l'être l'intempérance en ce genre.
C'est en lui donnant de la satisfaction que vous
l'engagerez à vous satisfaire par son exactitude
à suivre tout ce que vous lui ordonnerez de
raisonnable.

Le père de l'enfant doit aussi surveiller assi-
duement à ce qu'on en ait le soin convenable.
Ses conseils, ses encouragemens, sa surveillance
auront l'effet le plus heureux. L'admiration
que nous avons pour le caractère de Caton (1),
n'augmente-t-elle pas quand nous lisons, dans
Plutarque, que cet homme qui gouvernoit
Rome avec tant de gloire, quittoit toute espèce
d'affaire, afin d'être présent lorsqu'on lavoit
et qu'on nettoyoit son fils? Ces exemples sont
rares aujourd'hui ; nous nous regardons comme
au-dessus des petits soins qu'exigent les enfans
à la mamelle. Cependant il n'en est pas de

____

(1) Voyez l'Emile, tom. I, liv. 2.

même avec nos chiens et nos chevaux, comme j'ai eu occasion de le remarquer dans un autre ouvrage. Les hommes du premier rang ne dédaignent pas de visiter leurs écuries et leurs chenils, pour s'assurer si l'on a exécuté leurs ordres relativement aux soins qu'ils demandent pour leurs chevaux et pour leurs chiens, et cependant la plupart de ces chasseurs rougiroient si on les surprenoit prenant les mêmes soins pour l'être auquel ils ont donné l'existence, qui est l'héritier de leur fortune, et l'espérance future de leur pays.

Si la sagesse de Caton et sa tendresse paternelle pouvoient paroître plus grandes par le contraste, il me seroit facile de leur opposer la conduite d'un homme qualifié qui est plus occupé de l'éducation des chiens que de celle des hommes, et qui a dépensé plus d'argent pour bâtir un chenil magnifique, qu'il n'en a jamais employé au soulagement des pauvres. On m'a assuré que sa seigneurie est très difficile dans le choix qu'elle fait de personnes habiles pour soigner les femelles de sa famille *canine*, lorsqu'elles sont malades ou en gésine. Je ne blâme pas son attachement pour les animaux, mais je suis fâché que son affection ne s'étende qu'à eux, lorsqu'il pourroit exercer son humanité dans une sphère beaucoup plus naturelle. Ce que je dis ici sera entendu par celui que j'ai en vue : *qui facit ille capit.*

SECTION SIXIÈME.

De l'exercice et du repos pendant l'enfance.

Dans le premier chapitre de ma *Médecine Domestique*, j'ai fait usage des raisonnemens les plus clairs que j'ai pu pour montrer combien la santé, l'accroissement et la force des enfans dépendent de l'exercice, et pour mettre les parens en garde contre les tristes effets de l'inaction, et des occupations sédentaires dans le premier âge. Je crois inutile d'employer de nouvelles raisons à cet égard ; mais il peut être avantageux aux mères et aux nourrices de savoir comment les principes que j'ai développés dans cet ouvrage, peuvent être mis en pratique pendant l'enfance. Peut-être autrement tomberoient-elles dans de grandes erreurs, en ne faisant pas attention qu'il peut souvent résulter autant de mal d'un exercice violent et prématuré, que de le négliger lorsqu'il est le plus essentiel.

On a justement observé que les enfans n'ont pas besoin d'exercice pendant le premier et le second mois après leur naissance, mais seulement d'un mouvement doux, à peu près semblable à celui auquel ils ont été habitués dans le sein de la mère. Cependant un changement fréquent de position doit être recommandé, de peur qu'en les couchant toujours du même côté, ou en les portant sur le même bras, leurs membres délicats ne deviennent contrefaits. Mais une agitation violente, de quelque nature qu'elle soit, peut leur faire beaucoup de mal en dérangeant la structure délicate de leur cerveau, et en devenant l'origine d'une foiblesse morale ou nerveuse, incurable.

D'autres parties du corps, aussi bien que le cerveau, sont exposées à un grand danger, ou en faisant sauter les enfans, ou en les enlevant avec violence en l'air avant que leurs petits membres aient acquis un certain degré de fermeté. Une grande partie de l'épine du dos est cartilagineuse, et la poitrine l'est en entier. Qu'on pense donc à l'effet qu'on doit produire en serrant avec force les parties qu'on retient dans les mains, afin d'empêcher l'enfant de tomber. A mesure qu'il avance en âge, ses os acquièrent de la solidité, et tout son corps devient plus capable de soutenir un choc léger. Un exercice vif, gai et fréquent est alors de la plus grande utilité, et n'expose plus au danger d'occasionner dans la suite quelque maladie, ou de détruire quelque partie de cette admirable symmétrie du corps humain, dont la santé et la beauté dépendent également.

Un enfant bien nourri, et dont le mouvement des membres n'éprouve aucune gêne, sera en état, dans le cours de peu de mois, de s'exercer seul, et chaque nouvel effort qu'il fera, tendra à augmenter sa vigueur. Si on le porte dans la campagne, et on devroit le faire chaque fois que le temps est beau, il faut le laisser se rouler sur l'herbe sèche, et dans la chambre un tapis doit tenir lieu de l'herbe. Il apprendra bientôt à se servir de ses jambes, et cela sans le moindre risque que le poids d'un corps aussi léger puisse avoir l'effet de les rendre contrefaites. Lorsqu'il commencera à marcher, on l'aidera un peu dans ses premières tentatives. Il faudra d'abord le soutenir avec les mains, ensuite ne le retenir qu'avec un doigt, jusqu'à ce qu'on s'apperçoive qu'il est en état de marcher sans assistance. Les chaises roulantes et les lisières non seulement retardent l'accroissement de l'activité d'un enfant, et produisent une mal-adresse dans la démarche très-difficile à corriger par la suite, mais affectent encore très souvent le coffre, les poumons et l'estomac de manière à préparer la voie à des indigestions habituelles, ou à la constipation, à l'asthme ou à la consomption.

Rien de si ridicule que les inventions sans nombre des mères pour apprendre à marcher à leurs enfans, comme si c'étoit une chose qui s'enseignât. Elles les tiennent debout dans des machines de bois, ou suspendus à des lisières, comme si la moindre chute devoit mettre en danger leur vie ou leurs membres. Ils sont trop près de terre et trop légers pour se faire mal en tombant, et d'ailleurs plus souvent ils tombent, et plus vite ils apprennent à se relever; et la manière de les assurer sur leurs pieds, est de les accoutumer de bonne heure à se fier plus à leurs jambes qu'à aucun soutien artificiel.

Quant au temps le plus convenable pour l'exercice pendant le premier âge, il n'exige qu'une règle très simple. Cette sorte d'exercice passif qui consiste en un mouvement agréable dans les bras d'une nourrice, ne doit jamais être omis après le bain, et ne peut pas être trop répété dans le cours de la journée; mais lorsque l'enfant devient capable de prendre lui-même de l'exercice, il doit être aisé de s'arranger de manière qu'il puisse en prendre autant qu'il le voudra avant le repas, et qu'on n'ait pas besoin de le mettre en mouvement lorsqu'il a l'estomac plein. Abandonné à lui-même ou à la nature, il est alors plus disposé à la tranquillité et au repos.

Il reste à ce dernier égard quelques remarques à faire. Un enfant sain et bien constitué dort plus des deux tiers du temps pendant les premières semaines après sa naissance; et l'on doit le laisser satisfaire le penchant qui l'y porte le jour comme la nuit; mais il faut par une conduite sage l'amener par degrés à n'avoir besoin de sommeil et à ne dormir que pen-dant la nuit. Tel est évidemment l'intention de la nature; et cette habitude contractée pen-dant l'enfance, et continuée pendant le reste de la vie, contribuera plus à en assurer la jouissance et la durée, qu'aucune autre maxime ou règle de santé qui ait jamais été établie par la sagesse humaine.

Il faut convenir que les nourrices ne sont que trop portées pour leur propre convenance ou pour gagner du temps, afin de pouvoir se livrer à d'autres occupations, à encourager les dispositions à dormir qu'ont les enfans, et à les favoriser au moyen de choses d'une nature

soporifique: tout cela est extrêmement pernicieux. Je voudrois qu'on ne donnât jamais à
un enfant en santé des opiats sous le nom de
cordiaux et de carminatifs, ou sous toute autre
forme que ce soit. Les seuls moyens artificiels
que l'on puisse permettre d'employer en aucun
temps, consistent à les remuer et à les bercer
doucement. J'approuve beaucoup l'usage des
petits *hamacs* maintenant à la mode. Suspendus
par des cordes, on les balance facilement de côté
et d'autre, et ils remplissent le but qu'on se propose sans qu'on ait à craindre les suites fâcheuses
qui résultoient souvent des secousses violentes
du berceau. Ces hamacs répondent parfaitement
aux vues des meilleurs écrivains sur la médecine, tant anciens que modernes. Galien parle
de l'avantage qu'il y a de coucher les enfans
in lectulis pendentibus, dans des lits suspendus;
et la raison de cette méthode est ainsi expliquée
avec beaucoup de clarté et de simplicité par
Van-Swieten:

« Comme le *fœtus*, dit cet exact observateur
de la nature, suspendu dans la matrice par le
cordon ombilical, est facilement porté de côté
et d'autre lorsque la mère est en mouvement,
on a présumé, avec raison, que les enfans doivent aimer ce balancement. On les a donc mis

dans des berceaux, afin que , jouissant de cet exercice agréable , ils se fortifiassent de plus en plus. L'expérience journalière nous apprend que les enfans du plus mauvais caractère, sont adoucis par ce mouvement, et qu'il finit par leur procurer un doux sommeil; mais il faudroit que le balancement du berceau fût doux et uniforme : c'est pourquoi les *meilleurs berceaux sont ceux qu'on suspend avec des cordes.* Ils peuvent être mis en mouvement avec facilité, et bercés agréablement et sans aucun bruit; en même temps le mouvement communiqué à ces berceaux diminue insensiblement, et cesse enfin sans aucune secousse ».

En Angleterre et dans presque tout le reste de l'Europe, on se sert de temps immémorial de berceaux à rouleaux en bois. Ils n'auroient aucun inconvénient, s'ils étoient toujours sous la direction de mères soigneuses et affectionnées; mais lorsqu'ils sont abandonnés à des nourrices impatientes, ou à de petits garçons et à de petites filles étourdies, le cerveau délicat d'un enfant peut souvent courir beaucoup de danger. On a comparé l'agitation que de telles personnes impriment aux berceaux, au cahotement du panier d'une diligence; et je pense qu'un pauvre enfant souffriroit autant de l'un que de l'autre, s'il n'étoit pas un peu plus resserré dans le premier. Est-il possible d'imaginer rien de plus révoltant qu'une méchante nourrice qui, au lieu d'adoucir le mal-être accidentel d'un enfant qui ne peut dormir, quoiqu'elle l'ait mis au lit, se met quelquefois dans la plus grande colère, et s'efforce, dans l'excès de sa folie et de sa brutalité de faire cesser les cris de la pauvre créature, et de le contraindre à s'assoupir, en le grondant, le menaçant, et le berçant de la manière la plus violente ! Elle remplit quelquefois son objet, mais jamais avant d'avoir épuisé les forces de la malheureuse victime.

Il n'étoit pas nécessaire, pour prévenir ce mal, de changer les berceaux roulans pour des berceaux fixes. On peut procurer aux enfans le mouvement doux dont je viens de parler, et qui leur est à la fois si naturel et si agréable, en employant des paniers suspendus par des cordes, comme cela se pratique dans les montagnes d'Ecosse, où cette sorte de berceaux se nomme *creels*, ou bien en se servant des hamacs élégans qui sont aujourd'hui à la mode. Je n'aime pas à voir ces derniers entourés de rideaux fermés, et qui ont presque un aussi mauvais effet pour les enfans, que si on les confinoit dans une chambre qui n'auroit pas plus d'étendue. On peut placer un rideau vert à quelque distance de la figure de l'enfant pour intercepter la lumière pendant le jour, mais de manière à ce qu'il n'empêche pas la libre communication de l'air, et ne renvoie point les exhalaisons de ses poumons et de son corps. Un transparent vert, placé à la croisée, remplit également l'objet de diminuer le jour. On doit aussi avoir soin de ne pas exposer les enfans, soit quand ils sont couchés, soit hors du lit, à un jour oblique, autrement ils deviendroient louches. Ils doivent être placés en face de la lumière quand ils sont levés, et tout à l'opposé, s'ils sont dans leur lit; quand ils la reçoivent de côté, leurs yeux prennent cette direction, et ils contractent l'habitude de regarder de travers.

Il est plus nécessaire encore d'avoir grand soin qu'ils soient couchés convenablement. Rien de plus relâchant, et en même temps rien de plus contraire à la propreté que les lits et les oreillers faits avec de la plume. Ils absorbent et retiennent la matière de la transpiration, ainsi que les autres impuretés, de sorte que l'enfant qui dort dans ces lits, doit respirer les vapeurs les plus nuisibles, et dont l'action, sur la surface du corps, ne peut que détruire l'énergie de la peau, et disposer tout le système, tant au dedans qu'au dehors, à contracter facilement des maladies. Des matelas et des oreillers de crin sont bien préférables ; mais si l'on employoit, au lieu de crin, du son très fin pour les lits des enfans, ils laisseroient encore mieux passer toute humidité, ne seroient jamais trop chauds, et pourroient être changés et renouvelés sans beaucoup de peine ou de dépense. Ce que j'ai dit précédemment de l'habillement des enfans, peut également s'appliquer à leurs couvertures de lit. Celles-ci doivent aussi être larges, aisées et légères, de manière pourtant à les tenir assez chaudement. Je ne m'arrête pas à recommander des précautions contre le froid ; la plupart des mères ne sont que trop portées à donner dans l'extrême opposé.

CHAPITRE CINQUIÈME.

De la petitesse dans la Stature, et de la Difformité.

J'AI eu occasion de dire un mot dans les chapitres précédens des défauts de taille et de conformation dans les enfans; mais ces accidens sont si communs, et les conséquences en sont si tristes, qu'il est nécessaire d'entrer à cet égard dans des détails plus étendus et plus précis. Je croirois affoiblir l'influence de vérités importantes, si j'en supprimois une partie, ou que je les laissasse trop éparses. Je me mettrai au-dessus d'une fausse délicatesse, et en montrant avec franchise aux mères la grande source de tant de calamités publiques et particulières, je m'efforcerai de les engager à adopter le remède le plus efficace. Que la plus belle portion des êtres créés ne se fâche pas contre moi, si je soutiens que sur cent exemples de nains ou d'individus contrefaits, il y en a quatre-vingt-dix qui sont produits par la folie, la mauvaise conduite ou la négligence des mères.

Il seroit difficile de citer quelque chose d'un

intérêt aussi majeur pour la société que l'union
convenable des sexes. Cet objet a souvent fixé
l'attention des législateurs, et le mariage a été
défendu dans le cas de certaines maladies ou
de défectuosités personnelles. On peut même
citer un exemple où la communauté entière a
pris fait et cause, parce que le prince qui en
étoit le chef avoit fait un mauvais choix dont
il devoit vraisemblablement résulter que la race
royale dégénéreroit. L'histoire nous apprend
que les Lacédémoniens condamnèrent leur roi
Archidamus, pour avoir épousé une femme
foible et trop petite, « parce que, lui dirent-ils,
au lieu de créer une race de héros, vous met-
triez sur le trône une postérité d'imbécilles».

Je sais que tout ce qui pourroit tendre à gêner
la liberté des individus dans leurs arrangemens
de mariage, seroit regardé comme opposé à la
constitution de l'Angleterre. Et d'ailleurs n'est-
il pas étrange que des lois puissent être néces-
cessaires pour convaincre les hommes que la
santé et la conformation sont, ou devroient être,
deux considérations puissantes dans le choix
d'une femme. Toute la nature animée proclame
à haute voix que chaque être produit son semblable; et quoiqu'une femme mal-saine, petite
ou contrefaite, puisse devenir mère, ce n'est

souvent qu'au péril de sa vie, et toujours avec la certitude de transmettre quelqu'une de ses infirmités à son innocent et malheureux enfant.

Mais l'hérédité des infirmités et de la difformité des parens sont de ces maux que les remontrances et le raisonnement ne sont pas capables de détourner. L'avarice et l'orgueil rendent sourd à la voix de la raison, et font dédaigner les convenances les plus desirables. Je bornerai donc mes observations à ces maux auxquels on peut croire qu'il y a quelque remède, parce qu'ils naissent plutôt d'erreur et de folie, que de dépravation et d'une cruelle perversité.

Il semble qu'il n'y a pas de femme enceinte qui n'ait le desir naturel de mettre au monde des enfans beaux, sains et robustes. Cependant Locke n'hésite pas d'affirmer que si la conformation des enfans qu'elles portent dans leur sein dépendoit d'elles, on ne verroit par-tout que difformité. Heureusement le fœtus se trouve en de meilleures mains, et sous la garde tutélaire de la nature. Mais quoiqu'il ne puisse être moulé de nouveau, altéré dans sa forme ou défiguré au gré de l'imagination et du caprice de la mère, il n'en a pas moins à redouter de son ignorance, de sa folie ou de sa mauvaise conduite. Je crois avoir suffisamment démontré dans le chapitre où j'ai traité des précautions que les femmes enceintes doivent prendre, que le fœtus peut non seulement être gêné dans son accroissement, mais encore être marqué et contrefait par une trop forte compression de la matrice ; par les corps et ceintures, ou tout ce qui est aussi mal-adroitement imaginé pour serrer les femmes. C'est en vain que la nature a pris soin de ménager à l'embryon la facilité d'augmenter par degrés, si ses vues bienfaisantes se trouvent contrariées par la folie avec laquelle la mère qui le porte dans son sein se serre dans ses vêtemens.

Toute tentative faite pour corriger la forme d'un enfant après sa naissance , pour donner à sa tête et à ses membres une conformation convenable, et pour le défendre contre les accidens , est, ainsi que je l'ai observé précédemment, encore plus dangereuse. Le pire des accidens qui pourroient lui arriver, est beaucoup moins alarmant que les conséquences certaines de soins aussi mal entendus, de corrections aussi présomptueuses. L'enfant devient malingre , rabougri , contrefait, malade; et quoique jeté peut-être « dans le plus heureux moule de la nature », il ne peut manquer d'être défiguré, perdu par la main mal-adroite de l'homme.

J'ai déjà fait connoître les effets funestes qui résultent de l'imprudence qu'on a de pétrir à la naissance d'un enfant, les os si tendres de son crâne, de les tenir gênés, ou de les couvrir trop chaudement. J'ai montré combien la souplesse de ces os a été admirablement établie pour qu'ils pussent céder aux obstacles, rendre facile et sûre la délivrance de la mère, et reprendre ensuite d'eux-mêmes leur place et leur forme naturelle, dans le cas où ils auroient été comprimés pendant le travail. J'ai insisté également sur l'importance de ne les couvrir que d'un bonnet léger et clair, afin que l'air pût agir librement sur le crâne, pour le rendre dur et compacte, et par conséquent plus capable de défendre le cerveau contre le froid ou les accidens externes. Mais tant que les sages-femmes et les nourrices pourront impunément suivre un plan contraire, nous n'aurons aucun sujet de nous étonner de ce qu'il se rencontre tant d'exemples de convulsions dans le premier âge, d'idiotisme, de têtes mal faites, infirmes, ou susceptible de s'enrhumer à la moindre exposition à l'air.

J'ai appuyé avec la même force sur le danger

de l'usage des ligatures, ou de tout vêtement
qui peut gêner toute autre partie du corps délicat d'un enfant. Je n'ai pas exagéré ce danger,
et je n'ai rien dit qui ne fût le résultat d'une
observation fréquente. Je n'ai pas vu un seul
exemple d'un enfant qui ait acquis la taille et
la vigueur naturelles, après avoir été dans le
premier âge confiné cruellement dans des langes
ou dans des vêtemens trop serrés. Et comment
cela seroit-il possible ? lorsque l'action du cœur,
des poumons, des artères et de tous les organes
de la vie se trouve gênée et affoiblie, que la
circulation du sang n'est pas libre, que la sécrétion des humeurs est empêchée ; enfin, lorsque l'impatience de la contrainte porte l'enfant
à consumer toutes ses forces en efforts continuels, mais impuissans, pour rompre ses liens.

Comme je savois que les objets extérieurs
devoient plus naturellement faire quelque impression sur mes lecteurs du sexe, que des argumens tirés de la structure du corps humain,
je me suis efforcé d'attirer leur attention sur les
petits des animaux, dont plusieurs, tels que les
jeunes chats, les jeunes chiens, etc., quoique
très délicats quand ils viennent au monde,
n'ont jamais besoin d'être fortifiés, maintenus
dans une forme convenable, ou garantis contre

les accidens par le moyen des bandages serrés. Les enfans ne demandent pas davantage à être ainsi défendus contre le danger. Pour répondre aux puériles objections des mères et des nourrices, fondées sur la différence d'agilité entre les petits chats et les enfans, on est convenu que les derniers sont sans doute plus lourds que les autres, mais qu'aussi ils sont plus foibles dans la même proportion. Ils sont incapables de se remuer avec assez de force pour se faire du mal; et lorsque leurs membres prennent une mauvaise position, le mal-aise qu'ils éprouvent les engage bientôt à en changer. N'est-il pas absurde de leur occasionner une douleur réelle, en employant d'incommodes ligatures, dans la vue de les préserver de meurtrissures imaginaires, et de contrefaire réellement leurs corps délicats en les serrant dans une presse, dans la crainte qu'ils ne devinssent contrefaits, si on leur laissoit la liberté de se mouvoir?

Pendant que je m'occupois à écrire, l'automne passé, cette partie de mon ouvrage, je ne pus m'empêcher d'être frappé d'un fait qui s'y rapporte directement, et qui chaque jour se présentoit à ma vue. Plus de trois cents têtes de bétail paissoient dans un champ sous mes fenêtres. Tous ces animaux étoient pres-

que de la même taille, bien conformés, vigoureux, et sans la moindre marque de foiblesse
ou de difformité : ils n'avoient pas été enfermés
lorsqu'ils étoient petits, dans des langes étroits
et gênans, arrêtés dans leur accroissement par
des soins mal entendus. C'étoient réellement
les enfans de la nature, nourris et élevés con-
formément à ses lois. Quel contraste douloureux ils m'offroient lorsque je les comparois
avec les hommes, ces nourrissons de l'art, ces
êtres de tailles et de formes si différentes ; les
uns voûtés, les autres à jambes torses ; ceux-ci
boiteux, ceux-là noués, rabougris, contrefaits,
que je voyois souvent passer dans le même
champ !

Si l'on prétendoit qu'une comparaison tirée
d'espèces si différentes de la nôtre ne peut rien
conclure, on n'a qu'à considérer ce qui a lieu
chez les nations sauvages. On sait que les
hommes y sont tous grands, robustes et bien
proportionnés. Il est si rare et si extraordinaire
de trouver parmi elles un exemple du contraire, qu'on a cru vulgairement qu'ils faisoient mourir tous leurs enfans malingres et
contrefaits. Le fait est qu'ils n'en ont pas
de cette espèce, parce qu'ils ne contrarient pas
les desseins de la nature, et ne désobéissent

point à ses règles dans leur manière de les élever.

L'anecdote suivante, relative au président de l'académie royale de peinture (*le célèbre Raynolds*), donnera une idée plus précise de la perfection des formes des sauvages du nord de l'Amérique, que toutes les relations des voyageurs. Ce peintre, si digne d'admiration, étoit né dans cette partie du monde : ayant donné dans sa jeunesse des preuves très fortes d'un talent rare, il fut envoyé en Italie, qui étoit alors la grande école des arts d'imitation. On dit qu'en voyant pour la première fois l'Apollon du Belvédère, il s'écria, *oh! le beau sauvage mohawk !* Il n'est presque personne qui ne sache que l'Apollon du Belvédère (1) est un des plus beaux et des plus parfaits morceaux de sculpture qui existent.

Je dois ne pas omettre de citer ici ce que rapporte Buffon de la manière des autres nations non civilisées, comme nous les appelons si orgueilleusement « Les anciens Péruviens, dit-il, laissoient les bras libres aux enfans dans un maillot fort large ; lorsqu'ils les en tiroient,

––––––––––––––––––––

(1) Aujourd'hui au Musée Napoléon.

ils les mettoient en liberté dans un trou fait en terre et garni de linges, dans lequel ils les descendoient jusqu'à la moitié du corps. De cette façon ils avoient les bras libres, et ils pouvoient mouvoir leur tête, et fléchir leurs corps sans tomber et sans se blesser. Dès qu'ils pouvoient faire un pas, on leur présentoit la mamelle d'un peu *loin, comme un appât pour les obliger à marcher.* Les petits nègres sont quelquefois dans une position bien plus fatigante pour teter; ils embrassent l'une des hanches de la mère avec leurs genoux et leurs pieds, et ils la serrent si bien qu'ils peuvent s'y soutenir sans le secours des bras de la mère; ils s'attachent à la mamelle avec leurs mains, et ils la sucent constamment sans se déranger et sans tomber, malgré les différens mouvemens de la mère qui, pendant ce temps, travaille à son ordinaire. Ces enfans commencent à marcher dès le second mois, ou plutôt à se traîner sur les genoux et sur les mains; cet exercice leur donne, pour la suite, la facilité de courir dans cette situation presque aussi vite que s'ils étoient sur leurs pieds » (1).

Je puis ajouter à cette description très inté-

______

(1) Hist. nat. tom. IV, in-12, pag. 192.

ressante, d'après le témoignage d'un de mes amis qui a résidé pendant plusieurs années à la côte d'Afrique, que les naturels n'habillent pas leurs enfans, et qu'ils ne leur mettent aucune espèce de ligature, mais qu'ils les posent sur *une espèce de lit de repos*, et les laissent se rouler autant qu'ils veulent. Cependant ils sont tous droits, et rarement on les voit attaqués de quelque infirmité. Une santé robuste et une bonne conformation sont le résultat de la liberté de mouvement qu'on leur a laissée dans leur enfance : tandis que parmi nous, au contraire, la contrainte, ou, ce qui est la même chose, les vêtemens trop étroits, gênent l'accroissement, déforment le corps, et le rendent à la fois petit, laid et infirme ; car il y a toujours une liaison étroite et très naturelle entre la difformité, la foiblesse et la maladie.

Plus nous examinerons l'espèce humaine dans les différentes parties du monde, et moins la principale cause de la petitesse de stature et de la difformité nous paroîtra douteuse. Nous nous convaincrons que les hommes sont rabougris ou difformes en raison de leur degré de civilisation ; que ceux qui vont presque nuds depuis leur naissance, et qui vivent dans l'état de nature, sont bien faits, forts et sains ; et que parmi les autres qui se vantent d'un grand rafinement, plus on soigne l'habillement, et plus on se rapproche de la stature et de la foiblesse des pygmées.

Sterne, qui savoit si bien égayer les sujets les plus sérieux, se représente comme frappé de surprise en voyant un si grand nombre de nains à Paris.

Je suis fâché d'observer qu'il n'est pas nécessaire d'aller jusqu'à Paris pour se convaincre des tristes effets des habillemens trop serrés, d'une première éducation mal entendue, et d'un air renfermé et impur. Ces choses ne sont pas en général beaucoup mieux ordonnées à Londres : il n'y a pas de ruelle étroite de cette capitale qui ne fourmille d'enfans rachitiques; et quoiqu'on ne puisse pas dire des hommes qu'on rencontre dans les rues que sur trois il y a un pygmée, cependant on peut affirmer avec la plus grande vérité, qu'un grand nombre d'entre eux sont évidemment arrêtés dans leur accroissement, et sont bien au-dessous de la médiocrité autant pour la force que pour la taille. Quant aux femmes nées et élevées dans cette ville, comme on y a malheureusement plus d'attention, encore à leur faire porter des vêtemens étroits, ou à mouler artificiellement et à embellir leur forme pendant qu'elles sont jeunes, la grande majorité d'entre elles ne peut être que d'une très petite taille , et beaucoup ont le corps ou quelque membre contrefait.

CHAPITRE SIXIÈME.

Funestes effets de la tendresse des Parens, ou de ce qu'on peut appeler une éducation trop délicate et énervée.

JE n'ai laissé échapper aucune occasion de faire connoître les maux qui doivent résulter de la négligence des mères à remplir leur devoir, et sur-tout de l'abandon de leurs enfans à la conduite de nourrices mercenaires. Je vais maintenant entrer dans le détail des conséquences fâcheuses qu'entraîne l'extrême opposé. Le trop de soins agit de la même manière, et produit les mêmes effets que le trop peu. Un ou deux exemples choisis sur un grand nombre qui se sont offerts à moi dans le cours de ma pratique , suffiront pour prouver la vérité de cette assertion.

La grande règle de vie que la raison et l'ex-

périence commandent de concert, c'est de suivre
en tout un juste milieu, de se tenir toujours
également loin des extrêmes dangereux, et de
prendre garde en voulant éviter un défaut ou
une folie, de ne pas tomber dans le défaut ou
la folie contraire. Les mères sont trop portées
à oublier cette admirable leçon dans la manière
dont elles nourrissent et élèvent leurs enfans.
Elles semblent ignorer le milieu convenable
entre la cruelle négligence et l'indifférence d'un
côté, et les funestes excès de l'inquiétude et
de la tendresse de l'autre. En se laissant aller
aux fortes impulsions d'une affection naturelle,
elles sont ordinairement entraînées trop loin, et
font autant de mal à leurs enfans par une tendresse aveugle que par une insensibilité totale.

Loin de moi l'idée d'attaquer cette louable
tendresse des mères, sans laquelle la race humaine seroit bientôt éteinte. Tout ce que je
desirerois, ce seroit de les voir la subordonner
un peu plus au contrôle de la raison. Je voudrois
que la plus aimable de toutes les passions, l'a-
mour maternel, ne tendît qu'à affermir la santé
et à fortifier la constitution des enfans, et non
pas à altérer l'une et l'autre par une mollesse
trop efféminée. La tendresse poussée au delà
des bornes, cesse d'être tendresse; ce n'est plus

qu'une aveugle préoccupation qui nuit toujours à celui qui en est l'objet, et qui le détruit souvent. Les mères ne devroient jamais oublier la fable de ce singe qui dans un moment d'alarme, saisit un de ses petits, et l'embrassa si fortement dans le dessein de le sauver, qu'il l'étouffa. Image pleine de justesse des enfans gâtés, si souvent tués à force de tendresse!

La nature prévoyante a pensé à l'état de l'enfance en donnant pour elle aux mères un attachement aussi fort. Un enfant vient au monde dépendant principalement des soins de sa mère pour la conservation de son existence. Elle veille en tremblant sur tous ses besoins. Chaque tendre service qu'elle lui rend accroît son inquiète sollicitude, jusqu'à ce qu'enfin il gagne en entier son affection, et qu'elle n'ait plus d'autre desir que de le rendre heureux. N'est-il pas déplorable qu'elle se trompe si souvent sur les moyens?

Et en vérité il ne peut pas y avoir une plus grande erreur que d'imaginer qu'une tendresse excessive ou une trop grande délicatesse de traitement puissent être favorables à la santé, à l'accroissement, et au bonheur présent ou futur d'un enfant. Elles doivent avoir un effet tout contraire. En prétendant satisfaire les besoins réels de la nature, elles en créent des milliers d'artificiels : loin de préserver l'enfant de la douleur et des maladies, elles l'y rendent plus sujet, et il est en même temps moins en état de les supporter ; enfin, au lieu d'assurer son bonheur, elles ne peuvent que le rendre misérable à toutes les époques de son existence, car les infirmités du corps et de l'esprit qu'il aura contractées dès le berceau, le suivront obstinément et sans remède jusqu'au tombeau.

L'écrivain que j'ai cité au sujet de l'allaitement, n'est pas moins énergique dans sa censure de la tendresse maternelle (1). Il assure que la marche évidente de la nature est également méconnue par la femme qui abandonne le soin de son enfant à une mercenaire, ou qui, en d'autres termes, néglige ses devoirs de mère, et celle qui se fait une idée trop exagérée de ses devoirs. « Qui fait de son enfant une idole, qui nourrit sa foiblesse pour l'empêcher de la sentir, et qui, espérant le soustraire aux lois de la nature, écarte de lui des atteintes pénibles, sans songer combien, pour quelques incommodités dont elle le préserve un moment, elle accumule au loin d'accidens et de périls sur sa tête, et

____

(1) Emile, tom. I.

2

combien c'est une précaution barbare de prolonger la foiblesse de l'enfance sous les fatigues
des hommes faits.

» Elle exerce continuellement les enfans ;
elle endurcit leur tempérament par des épreuves de toute espèce ; elle leur apprend de bonne
heure ce que c'est que peine et douleur. Les
dents qui percent leur donnent la fièvre ; des
coliques aiguës leur donnent des convulsions ;
de longues toux les tourmentent ; la pléthôre
corrompt leur sang ; des levains divers y fer-
mentent et causent des éruptions périlleuses.
Presque tout le premier âge est maladie et
danger. Les épreuves faites, l'enfant a gagné
des forces, et sitôt qu'il peut user de la vie le
principe en devient plus assuré ».

« Voilà, ajoute-t-il, la loi de la nature ;
pourquoi la contrariez vous? ne voyez-vous
pas qu'en pensant la corriger vous détruisez
son ouvrage, vous empêchez l'effet de ses soins?
Faire au dehors ce qu'elle fait au dedans, c'est,
selon vous, redoubler le danger ; et au contraire
c'est y faire diversion, c'est l'exténuer. L'expérience apprend qu'il meurt encore plus d'enfans élevés délicatement que d'autres. Pourvu
qu'on ne passe pas la mesure de leurs forces,
on risque moins à les employer qu'à les ména-

ger. Exercez-les donc aux intempéries des saisons, des climats, des élémens; à la faim, à la soif, à la fatigue ».

Comme cet écrivain philosophe ne doutoit pas que la dernière partie de son avis n'excitât toutes les craintes, toutes les alarmes des mères tendres, il a pris quelques peines pour les convaincre qu'on pouvoit le suivre avec une parfaite sécurité. Il observe très-justement « qu'avant que l'habitude du corps soit acquise on lui donne celle qu'on veut sans danger : mais que quand une fois il est dans sa consistance, toute altération lui devient périlleuse. Un enfant supportera des changemens que ne supporteroit pas un homme fait; les fibres du premier, molles et flexibles, prennent sans effort le pli qu'on leur donne; celles de l'homme plus endurcies, ne changent plus qu'avec violence le pli qu'elles ont reçu. On peut donc, conclut-il, rendre un enfant robuste, sans exposer sa vie et sa santé; et quand il y auroit quelque risque, encore ne faudroit-il pas balancer. Puisque ce sont des risques inséparables de la vie humaine, peut-on mieux faire que de les rejeter sur le temps de sa durée où ils sont le moins désavantageux? (1)

____

(1) Emile, tom. I, liv. 1, pag. 39.   3

L'habitude de voir les objets diminue la surprise qu'ils nous causent, autrement il y a peu de traits de la folie humaine qui nous étonnât davantage, que l'exemple d'une mère tendre qui dans la vue d'exempter son enfant d'un peu de peine ou d'incommodité pendant sa jeunesse, multiplie les maux qu'il souffrira lorsqu'il sera parvenu à l'âge mûr. Etrange entêtement, que celui qui porte à sacrifier l'homme à l'enfant, et par un excès de sollicitude pour la première ou les deux premières années de son existence, en fait abréger la durée naturelle, et en remplit le court espace de foiblesse, d'irritabilité et de maladie ! Eut-on jamais l'idée d'élever un jeune chêne dans une serre chaude, pour le transplanter ensuite sur une montagne exposée à tous les frimas ? et le nourrisson qui sort malingre et énervé de dessus les genoux de la mollesse, peut-il être bien propre à supporter les accidens d'un monde orageux et plein d'écueils ?

Comme des exemples remarquables font souvent quelque impression là où le raisonnement est inutile, je prie qu'on me permette de rapporter ici l'histoire d'un jeune homme que j'ai soigné dans le premier temps de ma pratique, et qui périt victime de l'excessive

tendresse d'une mère trop foible : elle n'avoit
à cœur que le bonheur et la santé de son fils,
et cependant elle fut, bien sans le vouloir sans
doute, la cause *innocente*, mais aussi la cause
unique de la destruction de l'un et de l'autre.
Elle donna naissance au relâchement et à la
foiblesse, par les soins mal entendus qu'elle
prit pour écarter la peine ; et les moyens dont
elle se servit pour prolonger, ainsi qu'elle l'espéroit, la vie de son fils unique, non seulement
en abrégèrent la durée, mais empêchèrent qu'il
ne pût en jouir. Quoiqu'il ne fût enterré qu'à
vingt-un ans, on peut dire qu'il mourut au
berceau, car la vie, comme on l'a justement
définie (1), ne consiste pas simplement dans
la respiration, mais dans l'emploi convenable
de nos organes, de nos sens, de nos facultés,
et de toutes les parties de notre corps qui contribuent à nous donner la conscience de notre
existence. Le récit suivant prouvera complète-
ment que le jeune homme dont il est ici question
ne connut jamais cette sorte d'existence.

Edward Watkinson étoit le fils unique d'un
ecclésiastique de campagne, de mœurs douces,
et instruit, mais d'un caractère foible. Sa mère,

---

(1) Rousseau, Emile, liv. 2.

fille d'un négociant de Londres, avoit été élevée avec une excessive délicatesse. Elle se conduisit naturellement de la même manière avec son enfant, et son mari qui la chérissoit, céda à l'influence de la même foiblesse. Beaucoup d'enfans sont gâtés par l'indulgence d'un seul parent ; mais dans l'exemple dont il est question , l'un et l'autre concourent à produire le même effet.

Pendant ses premières années , monsieur Neddy (1) fut regardé comme un garçon qui promettoit. Quand je le vis pour la première fois, il avoit environ dix-huit ans ; mais à en juger par sa mine , on lui en auroit donné au moins quatre-vingts. Sa figure pâle, alongée , étoit sillonnée de rides profondes ; ses yeux étoient enfoncés dans leurs cavités; toutes ses dents étoient tombées ; son nez et son menton se joignoient presque; sa poitrine étroite étoit proéminente; son corps en double ; ses jambes ressembloient à des fuseaux ; ses mains et ses doigts approchoient de la forme des griffes d'un oiseau; toute sa personne , enfin, offroit le spectacle, vraiment digne de pitié, d'un vieillard

____

(1) Edouard.

que le poids des ans et des infirmités entraî-
noient dans le tombeau.

C'étoit en été que je lui rendis ma première
visite ; je le trouvai enveloppé dans des vêtemens qui eussent sufli pour faire supporter un
hyver de Laponie, et si fort embéguiné qu'on
voyoit à peine le bout de son nez. Il portoit
plusieurs paires de bas ; ses gants étoient dou-
bles, et montoient jusqu'à ses coudes, et pour
mettre le comble à la manière absurde dont
il étoit vêtu , il portoit un corps étroitement
lacé. Quoiqu'il fût ainsi armé de toutes pièces,
il ne sortoit que très rarement de la maison de
son père , excepté pendant la canicule , et
n'alloit alors pas plus loin que l'église qui n'en
étoit qu'à quarante pas : c'est, je crois, la plus
grande excursion qu'il ait jamais faite, et cette
entreprise extraordinaire étoit toujours accompagnée de soins particuliers et de surcroît de
précautions contre le froid.

On peut dire que l'œil de ses parens veilloit
sur lui nuit et jour ; car il dormoit dans le
même lit qu'eux, et jamais on ne l'avoit laissé
coucher seul, de peur qu'il ne jetât ses couvertures , ou qu'il n'eût besoin de quelque
secours immédiat. Le père et la mère n'eurent
pas une seule fois l'idée que tous les incon-

véniens qu'ils redoutoient si fort, ne pouvoient pas être la moitié si pernicieux que l'atmosphère relâchante, d'un lit chaud, entouré de rideaux fermés avec soin, et imprégnés des exhalaisons mal-saines de leurs corps et de leurs poumons.

Ses alimens et sa boisson étoient de la plus mauvaise qualité ; il les prenoit toujours chauds, et par poids et mesures. Lorsque je recommandai un régime plus nourrissant et un peu de bon vin, on me dit que ce qu'il avoit bu de plus fort étoit de l'eau de poulet, et qu'on n'osoit pas se hasarder à lui donner du vin et de la viande, de peur de la fièvre. De sorte que ce pauvre jeune homme étoit presque réduit à l'état d'un squelette, parce qu'on avoit la sotte crainte qu'il ne contractât une maladie dont il n'étoit pas susceptible : la nature étoit trop foible chez lui pour lui donner, même pour un moment, la chaleur de la fièvre. Son visage avoit la blancheur d'un poulet flambé ; toutes ses forces vitales languissoient, et son organe même ressembloit plutôt au cri d'un oiseau, qu'à la voix d'un homme.

Lorsque je parlai d'exercice, on me répondit qu'il se promenoit dans la salle toutes les fois qu'il faisoit beau, et qu'on supposoit que c'étoit

assez pour quelqu'un d'aussi délicat. Je conseillai le cheval; la mère fut effrayée au nom
seul de ce dangereux animal : cependant comme
je lui dis que j'étois redevable de la fermeté et
de la vigueur de ma constitution à l'usage où
j'étois de monter chaque jour à cheval , elle
commença à se persuader que cet exercice
pouvoit avoir quelque avantage , et elle con-
sentit à acheter un petit cheval ; mais quoiqu'on l'eût choisi le plus pacifique possible ,
la mère n'en étoit pas moins alarmée, et lorsqu'on plaçoit M. Neddy sur le petit cheval ,
on ne lui en confioit pas les rênes : elles étoient
remises entre les mains d'une servante qui gui-
doit le cheval autour du verger. Le prudent
cavalier se tenoit avec les deux mains au pom-
meau de la selle; tandis que son père d'un côté
et sa mère de l'autre, l'accompagnoient en lui
tenant les jambes avec soin , de peur qu'il ne
fût jeté à terre par quelque écart imprévu de
son fougueux coursier. Ce spectacle étoit trop
ridicule pour ne pas exciter les plaisanteries
des voisins , et elles mirent bientôt fin aux
exercices équestres de M. Neddy.

La timidité d'un jeune homme ainsi élevé,
est plus facile à concevoir qu'à décrire. Craignant tout, l'animal le moins dangereux auroit

fait fuir celui-ci, comme s'il eût été poursuivi par un lion ou par un tigre. Sa foiblesse à cet égard étoit connue aux petits garçons du village, et ils ne manquoient pas, lorsqu'ils le voyoient regarder à la porte de son père, de le forcer à rentrer tout effrayé, en appelant les petits cochons pour le mordre. Cette plaisanterie avoit sur lui le même effet que s'il avoit vu paroître subitement un taureau furieux.

Cette excessive foiblesse, tant d'esprit que de corps, n'empêchoit pas que M. Neddy n'eût de bons côtés. Ses parens le citoient comme un parfait modèle de moralité, et on ne pouvoit guère douter que cela ne fût vrai ; mais on ne devoit pas lui en faire un grand mérite, car sa constitution n'étoit pas assez forte pour qu'il fût capable d'aucun vice. Mais ce que je ne pouvois voir sans un sentiment mêlé d'admiration et de pitié, c'est que ce jeune homme avoit de la facilité, et qu'il étoit assez instruit ; chose surprenante, car le soin continuel qu'on avoit de son corps ne devoit guère lui laisser le temps d'orner son esprit.

Une nourriture mal choisie, des vêtemens étroits et gênans, le défaut d'air pur et d'exercice, font périr des milliers d'individus. Le jeune homme dont il est ici question fut victime de toutes ces causes réunies, et c'eût été un vrai miracle s'il eût survécu à leur influence combinée. Il mourut sans pousser un soupir, et sans autre indice de maladie que sa vieillesse prématurée, son corps se trouvant entièrement usé avant qu'il eût complété sa vingt-unième année. Sa mort fut fatale à son père et à sa mère : leur vie se trouvoit étroitement liée à celle de leur enfant.

Le père avoit fini par appercevoir son erreur, mais il étoit trop tard. Ayant lu ma Dissertation inaugurale (*de infantum vitâ conservandâ*) qui venoit d'être publiée en latin, il me fit appeler, et me pria de faire tous mes efforts pour sauver son fils. Le pauvre jeune homme, hélas ! étoit loin de pouvoir l'être, malgré tout mon zèle ; je ne pus que pressentir la certitude de son sort. La médecine lui offroit aussi peu de ressources que de consolation à ses parens affligés. L'amertume de leur douleur s'augmentoit encore par les reproches qu'ils se faisoient à eux-mêmes ; et c'est en vain que l'amitié leur fit entendre sa voix consolatrice. Le père me conjura sur son lit de mort de traduire ma Dissertation en anglais, convaincu qu'elle pourroit être de la plus grande utilité.

Je me rendis à sa demande, et c'est ce qui m'a donné l'idée d'écrire ma *Médecine Domestique*, dont cet essai sur les moyens de conserver la santé des enfans forme le premier, et suivant moi, le meilleur chapitre.

La relation précédente pourra paroître romanesque à quelques lecteurs. Mais si je supposois quelqu'un capable de soupçonner ma véracité, il me seroit facile de nommer plusieurs personnes d'un caractère respectable, qui savent que loin d'en avoir exagéré les détails, il s'en faut de beaucoup que j'aie tout dit. Je pourrois aller plus loin, et soutenir, d'après des observations que je n'ai eu que trop souvent l'occasion de faire, qu'un Monsieur Neddy n'est pas un phénomène bien extraordinaire pour beaucoup d'autres familles, et que les maux qui résultent de l'extravagance des parens sont plus fréquemment substitués à leurs héritiers chéris, que le pouvoir de jouir complétement de la fortune qu'ils leur laissent.

Mais c'est plus particulièrement parmi les personnes du sexe que la tendresse maternelle exerce ses funestes ravages. Les filles restent plus long temps que les garçons sous la conduite immédiate et presque exclusive de leurs mères; et lorsque celles-ci sont plus guidées par leur affection que par la raison , par l'impulsion d'un cœur tendre que par les conseils d'un esprit éclairé , les autres se trouvent condamnées à la foiblesse et à l'infortune. Je n'ennuierai pas mes lecteurs du sexe , en répétant ici les remarques que j'ai déjà faites sur les infirmités et les défauts corporels contractés par un trop grand nombre de nos jeunes dames : je n'entreprendrai pas non plus de décrire la longue suite , la variété presque infinie de maladies nerveuses dont si peu d'entre elles sont exemptes ; je me bornerai ici à rapporter un seul exemple des effets de l'éducation trop délicate d'une jeune personne. Ce sera la contre-partie de l'histoire que je viens de raconter d'un jeune homme perdu par de semblables moyens.

Isabelle Wilson étoit dans sa première enfance une fille de grande espérance , et l'objet de l'idolâtrie de sa mère. Cette bonne femme ne soupçonnoit pas que la santé et la beauté se détruisent bien plus vraisemblablement qu'elles ne se conservent et ne s'augmentent par des soins outrés. La délicatesse de sa chère fille étoit en toute occasion la seule idée qui la déterminoit. Diète , vêtemens , exercice , tout y étoit subordonné. Il est facile sans doute de rendre le corps humain plus délicat : mais pour le rendre plus robuste, il faut employer des moyens bien différens. Comme l'enfant ne sembloit sujet à aucune incommodité particulière, la folle mère se glorifioit des heureux effets de ses soins, sans songer que cette taille déliée, ces membres délicats, cette douce langueur qu'elle admiroit tant, étoient des symptômes infaillibles de foiblesse et de maladie cachées.

Les progrès d'Isabelle qui surpassoit beaucoup d'autres filles du même âge, ses compagnes d'école, ne flattoient pas moins cette mère abusée. Mais à peine eut-elle atteint sa quatorzième année que la douce illusion s'évanouit, et que les fonctions régulières du corps et de l'esprit de cette fille furent suspendues par une attaque de convulsion de la nature la plus extraordinaire. Je ne puis m'empêcher de faire ici une remarque qui peut être très utile dans la pratique : c'est que les attaques de convulsions, quoique désignées sous différens noms, et attribuées à une grande variété de causes, peuvent être toutes rangées sous la dénomination générale d'*affections nerveuses*, et sont presque toujours la conséquence de la mauvaise manière dont les enfans ont été nourris et conduits dans le premier âge. Peu d'enfans bien soignés ont des convulsions, tandis qu'un très petit nombre de ceux qui le sont mal, en sont exempts. La pauvre Isabelle Wilson se trouvoit dans cette dernière classe.

Lorsqu'on m'appela pour cette jeune personne qui avoit alors seize ans, on m'informa que depuis trois ans elle étoit sujette à des convulsions ; qu'elle avoit fait beaucoup de remèdes par le conseil de divers médecins, mais sans en avoir éprouvé aucun bien. La personne qui me donnoit ce détail s'exprima de manière à me faire croire que la malade avoit ordinairement plusieurs attaques de suite. Mais je découvris bientôt que ce n'étoit réellement qu'une seule attaque qui se présentoit sous deux formes ou dans deux états différens qui s'étoient constamment succédés de la même manière depuis le commencement de la maladie.

Afin de donner une idée précise de cette espèce singulière de convulsion, j'appellerai son premier état actif, et le second passif. Dans le premier, la jeune personne s'agitoit de la manière la plus violente, sautant, jetant les bras de tous côtés, et les frappant contre tout ce qu'elle pouvoit atteindre. Elle faisoit en même temps une sorte de bruit qui consistoit en trois notes, ce qui ressembloit plus au cri d'une bête féroce qu'aux sons d'une voix humaine.

A ces agitations extraordinaires succédoit un spasme général, et chacun de ses membres devenoit roide et inflexible, comme s'il eût été subitement pétrifié. On eût dit d'une statue de marbre de Paros. Elle restoit quelquefois pendant une heure, quelquefois pendant deux, souvent pendant trois ou quatre dans cet état de rigidité ; et dès qu'il cessoit elle recommençoit le cri et les mouvemens que j'ai décrits tout à l'heure.

L'état de convulsion active ne duroit jamais aussi long temps que celui de roideur ; mais c'étoit le seul temps où l'on pût parvenir à lui faire avaler quelque chose. Comme elle ne vouloit recevoir aucune espèce de substance solide dans sa bouche, le peu de nourriture qu'elle prenoit lui étoit donné sous une forme fluide et consistoit principalement en petite bière, et en vin avec de l'eau ; ses selles et ses urines étoient infiniment peu considérables, et elle évacuoit sans s'en appercevoir. Un régime si peu nourrissant ne la faisoit pourtant paroître ni maigre ni défaite ; elle avoit au contraire passablement d'embonpoint, et sa contenance, quoique inanimée, n'étoit pas désagréable. Sa figure étoit extrêmement jolie ; la maladie ne sembloit pas avoir arrêté sa croissance en hauteur, quoiqu'elle l'eût empêchée de prendre du corps et de la force ; elle étoit très mince, mais aussi grande que la plupart des jeunes personnes du même âge. Telles étoient les particularités les plus frappantes de sa situation lorsque je lui fis ma première visite.

Comme tous ses mouvemens volontaires étoient suspendus, et que les involontaires seuls avoient lieu, je pensai qu'en excitant les premiers, je pourrois supprimer les derniers qui avoient si long temps agité le systême. Mais avant d'avoir recours aux stimulans, le ton d'assurance avec lequel j'avois souvent entendu parler par des médecins renommés, des remèdes anodins et des anti-spasmodiques, m'engagea à les essayer d'abord. Mais cet essai, quoique fait d'une manière convenable, et continué assez long temps, ne fut suivi d'aucun succès ; et je dois observer ici que quarante ans de plus de pratique ne m'ont pas fait trouver que l'effet des anti-spasmodiques répondît, dans ce cas, à la grande réputation dont ils ont joui pendant long temps en médecine. Je sais que la méthode ordinaire, lorsque les mouvemens du systême paroissoient intervertis, étoit d'employer ce genre de remèdes, afin de rétablir la régularité, et de faire cesser le spasme supposé. Je suis loin d'être disposé à révoquer en doute la véracité des rapports favorables faits par d'autres sur le résultat de leurs essais. Je ne fais que dire ce qui m'est arrivé. Le mauvais succès de mes épreuves a tout à fait détruit ma confiance dans cette méthode.

N'ayant pas réussi par le moyen que je viens de dire avoir employé d'abord, bien plus d'après l'autorité des autres que d'après mon propre jugement, je me décidai à essayer l'effet de l'irritation sur les parties les plus sensibles, que je fis frotter très souvent avec de l'æther et d'autres esprits volatils. Je prescrivis en même temps l'usage intérieur des toniques, particulièrement du vin chalybé, et de la teinture de quinquina composée (1). Les apparences devinrent bientôt favorables; mais comme le change-

----

(1) Je supprime ici le détail des doses et des effets, quoique l'usage soit de le donner dans ces sortes de citations. Ce ne sont pas des instructions pour le traitement des maladies que j'écris; ce sont seulement des conseils que je donne aux mères pour l'éducation de leurs enfans.

ment en mieux étoit lent, quelqu'un conseilla aux parens d'essayer les bains froids, et cette imprudence faillit à détruire sans remède leurs plus ardens desirs, et mes espérances.

Le lecteur saura que l'extrême singularité de la maladie de la jeune personne avoit fait naître dans l'imagination de tous les paysans du voisinage, les idées les plus extravagantes et les plus superstitieuses. L'opinion générale étoit que la maladie étoit causée par le démon, et que la fille étoit certainement possédée. Les uns disoient qu'il falloit la jeter à l'eau, très assurés qu'elle surnageroit; d'autres prétendoient que si on la mettoit sur le feu, elle s'enfuiroit certainement par la cheminée. Un brave capitaine de cavalerie, homme plus hardi qu'intelligent, avoit déclaré qu'il étoit prêt à chasser l'esprit malin en tirant un coup de fusil à la fille, pourvu que les parens le lui permissent. La mère qui ne manquoit pas de bon sens, quoique dans l'éducation de sa fille elle eût laissé sa tendresse l'emporter sur son jugement, ne voulut écouter aucune de ces absurdes propositions; mais elle céda aux importunités d'un ami qui lui avoit peint avec chaleur et d'une manière plausible les effets merveilleux du bain froid.

Une seule immersion convainquit les parens de leur dangereuse erreur. Tous les symptômes s'aggravèrent de la manière la plus alarmante. La durée de l'état de rigidité du corps s'étendit, de quelques heures, à onze jours entiers. On l'auroit même enterrée, si je n'avois positivement défendu à la mère de le permettre sans mon consentement, quoi qu'il pût arriver. Lorsque cette dernière attaque eut lieu, j'étois en voyage dans une partie éloignée de la contrée. On me dit à mon retour que ma malade étoit morte, mais qu'on n'avoit pas voulu l'enterrer avant que je l'eusse vue ; quand j'y allai, je ne trouvai, ainsi qu'on me l'avoit annoncé, que l'apparence d'un cadavre ; cependant en examinant le corps je crus remarquer un peu de chaleur vers la région du cœur, ce qui me confirma dans le projet que j'avois de tout tenter pour la rappeler à la vie. Il se passa beaucoup de temps avant qu'elle donnât aucun symptôme d'existence ; à la fin, elle poussa son cri accoutumé, et commença à agiter ses bras comme elle le faisoit ordinairement.

Un succès aussi heureux engagea les parens à suivre désormais implicitement tous mes avis, et à ne m'opposer aucun nouvel obstacle pour la guérison de leur fille. J'eus de nouveau recours aux toniques dont j'ai parlé , et je fis donner à la malade les alimens qu'il étoit possible de lui faire avaler. La violence des mouvemens convulsifs diminua peu à peu , et la durée de l'état de rigidité devint de plus en plus courte , jusqu'à ce qu'enfin , au bout de six mois environ, le tout cessa, et les mouvemens réguliers et naturels du système se rétablirent.

L'état de l'esprit de cette jeune personne fut, ainsi que celui de son corps , dans le cours de sa convalescence, aussi extraordinaire que sa maladie. Il est ordinaire à tous ceux qui ont des attaques de convulsions de ne pas se rappeler ce qui s'est passé pendant l'accès. Isabelle, non seulement n'avoit aucune idée de la durée de sa longue attaque, et de tout ce qui étoit arrivé pendant ce temps, mais la maladie avoit encore effacé de sa mémoire le souvenir de tous les événemens qui avoient précédé cette époque , et même les traces de tout ce qu'elle avoit appris depuis sa naissance jusqu'au temps où elle avoit commencé à avoir des convulsions. J'ai, à la vérité, eu l'exemple d'une seule attaque de convulsion de vingt-quatre heures de durée, qui détruisit toutes les facultés et produisit une imbécillité absolue. Mais ici c'étoit autre chose : les facultés intellectuelles dont l'usage avoit été totalement suspendu pendant quatre ans, n'étoient pas détruites, mais réduites à l'état où elles sont dans l'enfance; et quoique dépourvues de connoissances, elles se trouvoient aussi susceptibles que jamais d'en acquérir.

La même chose eut lieu relativement à la faculté de parler, et de se servir de ses bras et de ses jambes; la malade à l'époque de sa guérison se trouva à cet égard tout aussi peu avancée qu'à l'instant même de sa naissance. C'étoit la chose la plus curieuse de l'entendre bégayer pendant quelques mois le petit langage d'un enfant, et de suivre ses progrès dans l'imitation des sons et l'usage de la parole. Dés qu'elle put soutenir une conversation, on lui dit combien de temps elle avoit été malade; elle fut très étonnée, et ne pouvoit le croire. On lui montra des cahiers qu'elle avoit écrits à l'école; elle dit qu'il étoit impossible que cela fût, et soutint qu'on vouloit se moquer d'elle. Elle finit avec le temps à s'en rapporter au témoignage des autres; mais elle n'eut jamais la conscience de sa première existence.

Ses nouveaux essais pour marcher furent aussi singuliers que ceux qu'elle faisoit pour parler, et elle fut presque aussi long temps à recouvrer l'usage parfait de ses jambes que celui de sa langue ; et même lorsqu'elle eut acquis un degré considérable de force , elle étoit si mal-adroite à marcher qu'il falloit la conduire par les bras comme un enfant. Toutes les fois que j'allois la voir, je voulois qu'elle se promenât avec moi dans le jardin , mais j'avois beaucoup de peine à l'empêcher de tomber. Nous plaignons souvent la foiblesse de l'enfance : cependant si nous venions au monde tout formés, nous serions aussi long temps que les enfans à apprendre à marcher , et nos premiers essais seroient infiniment plus dangereux.

Il n'est pas nécessaire d'entrer dans de plus longs détails sur la manière dont cette jeune personne parvint à l'entier rétablissement de sa santé , et au parfait usage de toutes ses facultés physiques et morales. Ce but important fut atteint par un mode de traitement entièrement opposé à l'éducation énervée qui avoit causé ses longues souffrances , et à laquelle , heureusement pour elle , on ne revint pas. J'engage les parens sensibles à réfléchir sur cet exemple. J'observe encore qu'il doit empêcher de trop se hâter d'enferrer les personnes qui peuvent paroître être expirées pendant une attaque de convulsions. On devroit toujours attendre des preuves non douteuses de la mort, et tenter jusque là tous les moyens imaginables de les rappeler à la vie. De très longues apparences peuvent, ainsi qu'on vient de le voir, être trompeuses, et les étincelles cachées de la vie peuvent se rallumer au moment où on l'espère le moins.

Indépendamment de l'exemple extraordinaire de cette *ré-animation*, comme on peut l'appeler, j'ai entendu citer celui d'une jeune dame en Hollande qui fut rendue à ses amis désolés, après avoir été pendant neuf jours dans un état de mort apparente. La veille du jour où l'on devoit l'enterrer, son médecin vint la voir pour la dernière fois ; mais ayant cru appercevoir quelques symptômes de vie, il renouvela ses efforts, qui jusque là avoient été vains, et il eut le bonheur de réussir. Le cas présent différoit de celui que j'ai rapporté en un point très remarquable : on m'a assuré que la dame Hollandaise eut pendant tout le temps que dura son état de mort apparente, la conscience entière de son existence, quoiqu'elle fût incapable de se remuer et de parler. Toute sa frayeur étoit d'être enterrée vivante.

CHAPITRE SEPTIÈME.

Des occupations nuisibles à l'accroissement et à la santé des Enfans.

Quoique mes remarques sur l'air et sur l'exercice me dispensent d'entrer dans des détails très étendus sur les occupations qui s'opposent à ce qu'on ait la jouissance complète de deux choses aussi essentielles, cependant l'examen de quelques cas particuliers peut avoir son utilité. Les enfans des riches et ceux des pauvres sont également sacrifiés aux fausses vues de leurs parens ; les premiers sont renfermés dans leur maison ou à l'école, dans le but de leur faire acquérir quelques connoissances peu importantes, et l'on fait trop tôt travailler les autres à gagner leur vie. Mais il y a une grande différence entre eux, et l'erreur qui résulte du caprice ou de la mode dans le premier cas, est infiniment moins pardonnable que celle qu'occasionne trop souvent le besoin dans le second.

Il est singulier que des mères qui occupent les premiers rangs de la société, et qui doivent avoir éprouvé, ou fréquemment observé les effets *énervans* des méthodes d'éducation à la mode, persistent à vouloir que leurs filles restent assises pendant des heures entières devant un métier de broderie, ou occupées à coudre des ouvrages de fantaisie, toujours inutiles, et qui ne peuvent que faire un tort irréparable à leur santé et à leur beauté. La position même dans laquelle elles travaillent, tend non seulement à contourner leurs membres et leurs corps flexibles, mais encore à empêcher l'action des principaux organes de la vie, qui demandent, sur toutes choses, que la poitrine soit libre et développée pour pouvoir remplir aisément leurs fonctions respectives. Je ne puis trop le répéter, les difformités personnelles, la pâleur, les maux de tête et d'estomac, la perte d'appétit, les indigestions, la consomption, et une infinité d'autres ennemis de la jeunesse et de la beauté, sont les conséquences certaines de ce qu'on reste trop long-temps assis ou dans une attitude courbée. Ce que tant de jeunes dames éprouvent à une époque critique de la vie, ainsi que les dangers plus grands encore qui les attendent souvent lorsqu'elles deviennent femmes et mères, provient principalement des mêmes causes, du *confinement* que nécessitent les occupations sédentaires auxquelles

elles sont employées de bonne heure, et du défaut d'un exercice fréquent au grand air.

Enchaîner les mouvemens des enfans aussitôt qu'ils ont l'usage de leurs membres, c'est une opposition barbare à la nature, et le faire sous prétexte de la corriger, c'est insulter au bon sens. Peut-être est-ce la manière d'élever des marionettes énervées, mais jamais on ne formera ainsi des hommes ou des femmes accomplis. J'ai vu souvent avec un sensible chagrin, de pauvres petites créatures de dix ou douze ans, et même plus jeunes, montrées par leurs parens insensés comme des prodiges de savoir, ou distinguées par leurs progrès extraordinaires dans les langues, l'élocution, la musique, le dessin, ou même quelque connoissance frivole. Les efforts prématurés que font ces enfans épuisent leurs facultés intellectuelles comme leurs forces physiques, et arrêtent ainsi le développement des unes et des autres. Je ne prétends pas empêcher d'introduire de bonne heure la jeunesse dans la société des muses et des graces; mais je voudrois aussi qu'elle fît la cour à la déesse de la santé, et qu'elle employât une partie considérable de son temps, au moins à cette époque, à sauter et à courir.

Je m'écarterois de l'objet immédiat de cet

ouvrage, si je disois autre chose relativement aux études des jeunes garçons, si ce n'est qu'on devroit mettre de plus fréquens intervalles qu'on ne le fait maintenant entre leurs heures d'étude, et leur permettre de se livrer à des exercices actifs pendant ces momens de récréation. Mais l'éducation des femmes, qui semble entièrement calculée sur une fausse base, demande une plus grande réforme. Je laisse à d'autres la partie morale de cet ouvrage, et je me borne à considérer ce sujet sous le point de vue médical. Je vois avec peine que l'on altère la santé par une application sérieuse à des objets de très peu de conséquence, tandis qu'on néglige les qualités les plus importantes. On devroit élever toutes les filles comme devant un jour être épouses et mères; autrement quelques talens qu'elles aient d'ailleurs, elles seront tout à fait incapables de remplir les devoirs sur l'accomplissement desquels sont fondés l'attachement des maris, le bien-être des enfans, et le bonheur personnel des mères. Comment celle qui est foible et languissante peut-elle se flatter d'élever des enfans actifs et vigoureux ? et si elle ignore comment il convient de les traiter, ne faudra-t-il pas qu'elle ait recours à des mercenaires, et qu'elle confie entièrement à leurs soins, à leur adresse, à leur fidélité, les plus chers intérêts de la vie?

Il n'est pas rare de voir des femmes, qu'on regarde comme bien élevées, tellement ignorantes, lorsqu'elles viennent à avoir des enfans, de tout ce que devroit savoir une mère, que le nouveau-né lui-même en sait tout autant à cet égard que celle qui lui a donné le jour. Si le temps que ces sortes de personnes ont perdu à apprendre des choses qui ne leur seront jamais utiles, eût été employé par elles sous les yeux d'une matrône intelligente à s'instruire des vertus domestiques et de l'art d'élever les enfans, elles se seroient pour la suite assuré l'attachement de leurs maris; elles auroient pu rendre leurs fils et leurs filles des membres utiles de la société, et elles-mêmes auroient été l'exemple et l'ornement de leur sexe.

Qu'un jeune homme soit destiné à l'armée ou à la marine, on l'envoie à l'académie, pour s'y instruire dans la partie des sciences qu'on croit nécessaires à son avancement. Mais une jeune femme, dont le rôle est plus difficile à remplir, n'a pas les mêmes facilités pour l'apprendre. On suppose qu'elle n'a aucun besoin d'instruction provisoire ; que l'aide de la nature est tout ce qu'il lui faut pour la mettre en état de remplir ses devoirs lorsqu'elle sera mère. Si elle vivoit dans l'état de nature, cette idée ne seroit pas très fausse; mais dans la société tout est artificiel, et doit s'apprendre comme un art.

Cependant celui dont il est ici question ne peut s'enseigner ni dans les livres, ni en conversant. Ces deux moyens peuvent être utiles, mais ne suffisent pas pour faire une nourrice accomplie; et dans le fait la pratique seule peut former ce premier des talens, et si cette pratique ne s'acquiert pas sous la direction de quelque matrône expérimentée, il en coûtera la vie à plusieurs individus pour l'apprendre de toute autre manière. Une mère commettra beaucoup de bévues, comme cela arrive à la plupart d'entre elles, et tuera plusieurs enfans avant d'en pouvoir élever un. A la fin, peut-être, elle réussira. C'est ainsi que l'on trouve beaucoup de gens riches, qui ayant eu plusieurs enfans, meurent sans en laisser aucun, ou qui n'en laissent qu'un pour jouir de leur grande fortune.

Les choses de pratique sont toujours celles qu'on apprend le plus difficilement, parce qu'on ne peut les apprendre que par l'observation et l'expérience. C'est ainsi que j'ai vu une mère qui avoit eu dix-huit enfans, former

une de ses filles par la seule force de l'exemple
et de l'imitation. Quand cette fille auroit étudié
son art sous les plus habiles maîtres, et qu'elle
auroit lu les meilleurs ouvrages qu'on ait jamais
écrit sur ce sujet, elle n'auroit pas pu pratiquer
ce qu'elle faisoit avec la plus grande facilité,
pour l'avoir vu réussir si souvent sous la direction de sa mère.

La conséquence de ceci est très simple : c'est
que les talens de peu de valeur ou de simple
ornement ne devroient pas être assidûment
cultivés aux dépens de la santé, ou faire négliger des choses de la plus grande importance;
et qu'une grande partie du temps perdu inconsidérément par les jeunes dames à des ouvrages
de fantaisie, ou à apprendre à peindre, à des-
siner ou à jouer de quelque instrument, (ce
qui n'aura jamais pour elles une véritable utilité, ou qui tout au plus leur procurera une
satisfaction momentanée) auroit été beaucoup
mieux employé à des leçons pratiques sur les
devoirs des épouses et des mères qu'elles seront
bientôt appelées à remplir, et dont l'ignorance
leur coûtera beaucoup de larmes et de regrets.

A l'égard du second mal dont j'ai parlé au
commencement de ce chapitre, et qui est l'effet
de la pauvreté, mal qui consiste à employer

de jeunes enfans à des occupations sédentaires et mal-saines, pour leur faire gagner de quoi vivre, soit qu'on l'envisage avec les yeux de l'humanité ou avec ceux de la politique, il ne peut que faire naître les plus douloureuses réflexions. Il empoisonne pour les parens la source des plus doux plaisirs; et des efforts foibles et prématurés qui énervent l'enfant, font perdre à la société les utiles services de l'homme. C'est en vain que nous cherchons en automne des fruits mûrs sur l'arbre dont les boutons se sont trop promptement épanouis au printemps. Jamais non plus on ne verra devenir fort et actif le jeune cheval qu'on a trop tôt soumis à un travail pénible.

En touchant ce sujet dans le premier chapitre de ma *Médecine Domestique*, j'ai cru ne pouvoir pas donner une plus forte preuve de la vérité de ce que j'avançois : que le tempérament des enfans se détruit par ces efforts prématurés pour gagner leur vie, que le nombre immense de rachitiques, de scrofuleux et de nains qui fourmillent dans toutes nos villes de manufactures. Là les enfans souffrent cruellement, dès les premiers momens de leur vie, du manque de nourriture et d'exercice convenables, pendant que leurs mères misérables sont occupées à d'autres travaux. La première chose, presque aussitôt qu'ils connoissent l'usage de leurs bras et de leurs jambes, est de les employer à quelques travaux subalternes ou préparatoires des manufactures, travaux infiniment préjudiciables à la santé et à l'accroissement, parce qu'ils exigent une réclusion habituelle au lieu d'un exercice actif. Bien peu de ces infortunés parviennent à la maturité, et un beaucoup plus petit nombre encore acquièrent la force de l'homme. La plupart périssent très jeunes, et les autres sont foibles et maladifs pendant toute leur vie, de sorte que l'impuissance de travailler dans un âge avancé est la conséquence assurée du triste avantage qu'ils ont de gagner quelque chose dès leur plus tendre enfance.

Mais il est une autre classe de victimes dévouées plus dignes encore de pitié que celles dont je viens de parler. Ce sont les enfans qui entrent en apprentissage chez les ramoneurs. Je suis bien trompé, ou il n'y a pas dans le monde entier de créature plus misérable et plus justement à plaindre que le jeune garçon qui, en Angleterre, est forcé de ramoner les cheminées. A moitié nud dans le froid le plus rigoureux, les pieds coupés par la glace, les jambes ployées, le corps en double, il se traîne dans les rues dès la pointe du jour. En cet état il est obligé de grimper dans ces passages sales et dégoûtans, dont plusieurs sont à peine assez larges pour qu'un chat puisse s'y glisser. Souvent, pour le forcer de surmonter la terreur qui doit le saisir dans ses premiers essais, son maître barbare allume de la paille mouillée dans le foyer, ce qui ne laisse au malheureux enfant que l'alternative d'être inévitablement suffoqué, ou de monter à l'instant au haut de la cheminée J'ai été moi-même témoin de quelque chose de plus cruel encore : j'ai vu plus d'une fois de ces petits ramoneurs forcés, pendant que la cheminée étoit pleine de feu, de descendre par le tuyau, comme un paquet de haillons mouillés, pour éteindre la flamme.

Le 22 octobre dernier, le jour même où j'en étois arrivé à cette partie de mon sujet, on jugeoit aux assises de Westminster une accusation de cruauté commise contre un jeune ramoneur. La malheureuse victime avoit été attirée dans la maison d'une femme qui étoit à la tête d'une de ces horribles entreprises, sous la promesse de n'être employé qu'à faire des commissions. Mais il n'y fut pas long temps sans qu'on le forçât d'apprendre le *commerce*, comme on dit à Londres. On jugea qu'il avoit besoin de quelques leçons domestiques pour le préparer à paroître en public. Comme le malheureux n'étoit pas en état de grimper aussi vîte qu'on l'exigeoit, le chef le déshabilloit, et le poursuivoit, dans cet état d'entière nudité, en le battant avec des verges de bouleau. Son corps, ses bras, ses jambes étoient grièvement meurtris par les coups qu'il avoit reçus. Ce n'étoit pas tout : quoique par suite des essais multipliés qu'il avoit faits, ses coudes et ses genoux fussent blessés, cependant lorsque le pauvre enfant ne grimpoit pas assez vîte, son cruel instructeur l'aiguillonnoit, pendant qu'il étoit dans la cheminée, au moyen d'une aiguille fixée au bout d'un bâton, et dont il lui piquoit les cuisses et les bras.

Il fut aussi prouvé, dans le cours des débats qu'occasionna cette procédure, qu'on apprend à grimper aux malheureux enfans de cette classe dans le portique de l'église de Saint-Georges, où, au péril de leur vie, ils sont obligés de monter le long d'une muraille perpendiculaire. J'ai toujours aimé à voir la justice tempérée par la clémence, sur-tout lorsque la punition est à la discrétion du juge ou du magistrat ; mais lorsqu'un accusé a été couvaincu d'actions aussi atroces, je ne puis pas m'empêcher de trouver qu'on l'a traité, avec beaucoup trop d'indulgence, en ne le condamnant qu'à six mois d'emprisonnement ; et ce qui m'afflige sur-tout, c'est de penser qu'on puisse tolérer une profession quelconque qui exige un apprentissage aussi barbare.

On me dira peut-être que des enfans ainsi élevés sont nécessaires. Je le nie positivement. On nettoie les cheminées, sans ces moyens cruels et dangereux, non seulement dans plusieurs contrées du continent, mais même dans quelques parties de notre île, où les maisons sont beaucoup plus élevées qu'à Londres. Dans la partie septentrionale de la Grande-Bretagne, par exemple, une botte de bruyère ou de genêt suffit pour remplir le même objet, à meilleur marché, et mieux. Un homme se place au haut de la cheminée, et un second en bas : au moyen d'une corde dont chacun tient une extrémité, la botte de bruyère est tirée par eux du haut en bas, jusqu'à ce que la cheminée soit parfaitement nettoyée. Le peu de peine et de dépense qu'il en coûte pour cette opération, est ce qui doit le plus fortement engager à la renouveler assez souvent pour prévenir toute possibilité que le feu prenne dans une cheminée.

Peut-on dire cela de Londres, où chaque année
la vie de plusieurs centaines d'individus est
sacrifiée à la méthode la plus barbare de prévenir le danger? Combien on trouveroit que
c'est à tort qu'on vante les grandes améliorations qui ont lieu dans la capitale de l'empire
Britannique, si l'on vouloit se donner la peine
de remarquer que cette ville est en arrière de
plus d'un siècle relativement au plus petit village du royaume, en presque tout ce qui concerne la conservation de la vie des hommes!

J'ai souvent entendu arguer de la nécessité
pour justifier ce qui se fait de mal. Mais jamais
cette excuse ne m'a paru plus absurde que dans
ce qui est relatif au ramonage des cheminées par
des enfans. L'expérience prouve clairement
qu'elles peuvent l'être mieux sans leur moyen.
Continuera-t-on, au mépris de la raison et de
l'humanité, une pratique qu'elles proscrivent
également? L'abolition de la traite des nègres
est devenue dans ces derniers temps un sujet
très populaire parmi nous, et la cause des pauvres Africains a été plaidée avec une extrême
chaleur dans notre sénat. Mais tandis que notre
orgueil est flatté par l'idée de secourir des esclaves qui vivent loin de nous, nous laissons
parmi nous une classe de nos compatriotes dans

un esclavage infiniment plus dur, et dans une bien plus grande misère! Cela ressemble un peu à la chimère à la mode d'une philantropie universelle, qui prétend être très sensible aux maux des Hottentots qui vivent si loin de nous, mais qui dans la réalité n'a d'autre effet que d'endurcir le cœur contre le spectacle d'une misère infiniment plus affreuse que l'on peut voir dans nos rues mêmes.

Mon digne ami, Jonas Hanway, qui vécut et mourut en faisant du bien, se servit de toute son influence pour améliorer le sort des infortunés dont je m'occupe, et il y réussit en partie. Mais il est des usages qu'on ne corrige entièrement qu'en les abolissant tout à fait. Tant que des enfans seront forcés de monter dans les cheminées, quelques loix qu'on fasse pour leur soulagement, ils seront misérables. Il faudroit couper l'arbre dans sa racine, en rendant une loi qui défendit cette pratique. C'est le seul remède qui convienne à ce mal.

Si M. Hanway avoit considéré la chose sous ce point de vue, il avoit assez de courage et de persévérance pour en être venu à bout, et pour obtenir un acte du parlement pour le soulagement réel et complet des êtres les plus à plaindre qui existent sur la surface de la terre. Mais il borna sa bienfaisance à un adoucissement partiel de leur misère, parce qu'il n'avoit jamais imaginé que ces *garçons grimpans*, comme il les appelle, fussent entièrement inutiles. Combien il est malheureux qu'il n'ait pas porté ses vues un peu plus loin, car alors il n'auroit pas été satisfait qu'il n'eût obtenu leur totale émancipation d'un esclavage si barbare et si peu nécessaire !

La situation de ces enfans du malheur s'est encore empirée depuis la mort de milady Montague, qui rendoit heureux, du moins pour un jour dans le cours d'une longue et douloureuse année, ceux qui pouvoient aller chez elle. J'ai souvent desiré de la voir employer en leur faveur ses talens si connus : ils n'auroient pas pu avoir un plus habile ni un meilleur avocat. L'amabilité de son caractère auroit ajouté à la force des productions touchantes de sa plume, et elle auroit peut-être engagé la législature à interposer son autorité pour la suppression d'une profession à la fois si destructive et si dégradante pour l'espèce humaine.

Mais sans doute il y a assez d'humanité chez les membres des deux chambres du parlement, pour les engager à prendre ce sujet en considération, sans qu'il soit besoin d'émouvoir leur sensibilité par autre chose que par le simple récit des faits.

J'aurois beaucoup à ajouter, si je voulois finir le triste tableau de l'infortune des jeunes ramoneurs. Mais c'est assez pour moi d'en avoir tracé l'esquisse principale , dans l'espoir que quelque personne , moins occupée d'autres choses, se décidera à y mettre les couleurs qui lui manquent. Je ne dois cependant pas omettre, avant de finir le récit des maux de ces pauvres enfans , de parler de la malignité des maladies dont ils sont presque sûrs d'être attaqués, pour peu qu'ils vivent assez pour cela. Non seulement ils sont contrefaits , rabougris , mais comme leurs pores sont obstrués , et que la surface de leur corps est revêtue d'un sale enduit composé de sueur, de suie, etc. , ils sont sujets à diverses maladies inconnues au reste des hommes.

Je me contenterai de donner un seul exemple d'une de ces maladies , que ceux qui en sont attaqués nomment *les verrues de la suie*, mais à laquelle feu le docteur Pott a donné , avec beaucoup de raison, le nom de *cancer des ramoneurs*. Suivant la description qu'il en donne, c'est un ulcère rongeant et dégoûtant, dont les bords sont élevés et durs; rapide dans ses progrès, douloureux à toutes ses époques, il ne peut qu'avoir très certainement un effet destructeur. Cet auteur regarde l'extirpation au moyen d'un instrument tranchant, et à la première apparence, et la soustraction immédiate de la partie affectée, comme la seule chance qu'il y ait pour arrêter la maladie, et en prévenir les funestes résultats. La réflexion qu'il fait à ce sujet fait autant d'honneur à son cœur qu'à son jugement. « La destinée de cette espèce d'hommes, dit-il, semble singulièrement cruelle. Dans leur enfance ils sont le plus souvent traités avec beaucoup de brutalité, et on les laisse presque mourir de faim et de froid. On les force de monter dans des cheminées étroites et quelquefois très chaudes, où ils sont meurtris, brûlés et presque suffoqués ; et lorsqu'ils parviennent à la puberté, ils deviennent particulièrement sujets à la maladie la plus dégoûtante, la plus douloureuse et la plus fatale ».

CHAPITRE HUITIÈME.

Des Accidens.

BEAUCOUP d'enfans s'estropient et deviennent boiteux ou manchots, beaucoup même perdent la vie par des accidens dus à l'insouciance ou à la négligence des mères et des nourrices. Jamais on ne devroit laisser un enfant seul dans un endroit dangereux, ni dans une situation où il puisse être exposé à deux élémens aussi destructeurs que le feu et l'eau. Tous les jours nous entendons dire que des enfans ont péri brûlés par le feu qui a pris à leurs vêtemens ; on voit même de grandes personnes perdre la vie par des accidens semblables.

Des événemens aussi affligeans ont souvent lieu même sous les yeux de la mère ; et ce qu'il y a d'étonnant, c'est que leur fréquence ne serve de rien pour apprendre aux femmes la méthode la plus sûre pour éteindre le feu. Dans l'effroi que leur causent cet accident et les cris de celui qui en est victime, elles perdent la tête, et courent pour arracher les vêtemens enflammés. Mais avant qu'elles aient pu y réussir, le mal est fait. Au lieu de chercher à enlever les vêtemens, il faudroit les presser autour du corps, et les envelopper de la première chose qu'on trouveroit sous la main, ce qui, supprimant l'air, étoufferoit aussitôt la flamme. C'est l'action de l'air qui l'entretient et en augmente la violence. Un tapis, un drap, toute étoffe serrée l'éteindra à l'instant. Les dames à l'habillement desquelles le feu prend si facilement, devroient, lorsque cet accident leur arrive, avoir recours à ce moyen, et se sauver elles-mêmes, au lieu de fuir en courant hors de la chambre, soufflant la flamme, poussant des cris inutiles pour appeler du secours qui vient trop tard pour les délivrer des tourmens et de la mort.

Les papiers publics nous donnent fréquemment des détails d'accidens arrivés à des personnes qui, en courant ainsi, ont non seulement accéléré leur propre destruction, mais tellement encore effrayé les autres, qu'elles les ont rendues tout à fait incapables de leur donner le moindre secours. J'ai eu très récemment occasion d'observer moi-même un cas presque semblable. Une très belle femme, dont les vêtemens étoient en flammes, avoit fui dans la rue, sans que personne eût encore osé l'approcher. Un cocher de fiacre la voyant dans cette situation, sauta de son siége, et, l'enveloppant de son manteau, il éteignit la flamme. Sa vie fut sauvée, mais aucun remède ne fut capable d'effacer les cruels ravages du feu sur sa personne. Elle perdit l'usage d'une partie de ses membres, et fut défigurée de la manière la plus horrible. Peu de personnes ignorent ce qu'il faut faire pour éteindre la flamme; mais on manque de présence d'esprit et de courage dans le moment d'un danger subit, et il en résulte des conséquences déplorables.

J'admire la philosophie pratique des bonnes habitantes du nord de l'Angleterre, qui s'opcupent à filer du lin. S'il arrive par hasard que la filasse qui est autour de leurs quenouilles prenne feu, elles l'enveloppent à l'instant avec leur tablier, et il est tout de suite éteint. Mais si c'étoit à un être vivant, et sur-tout à un enfant chéri que le feu eût pris, je crains bien que peu de mères fussent assez courageuses pour agir de la même manière; et ce ne sont pas les femmes seules qui, dans ces circonstances, manquent de résolution. J'ai connu un père qui, voyant brûler sa fille chérie, resta stupéfié, et sans être capable de rien faire assez tôt pour la secourir. Ses facultés physiques et morales suspendues par cet accident, il resta comme une statue dans le moment le plus dangereux de cette alarmante catastrophe. Il y a plus, j'ai connu des enfans qu'on a portés au milieu de la rue, afin que l'air pût éteindre la flamme.

Il doit être assez évident, d'après ce que j'ai dit des soins excessifs dans le traitement des enfans, que je ne demande pas que les mères ou les nourrices s'inquiètent plus qu'il ne faut pour des bagatelles. Mais on ne peut prendre trop de précautions contre tout danger capable d'occasionner un mal irréparable. Je desirerois donc que la partie supérieure de l'habillement des enfans qui peuvent marcher, fût d'étoffes de laine, qui prennent moins facilement feu que celles qui sont faites de lin ou de coton. Je voudrois aussi qu'on inspirât de bonne heure aux enfans la crainte du feu, et je pense que le meilleur moyen d'imprimer dans leur esprit l'idée du danger de s'en trop approcher, c'est de les laisser se brûler les doigts légèrement, mais assez pour en ressentir quelque douleur; cela auroit un effet plus sûr que toutes les défenses possibles.

Lorsque les enfans ont froid, ils sont très portés à se tenir tout près du feu; et non seulement ils courent ainsi le risque d'être brûlés, mais aussi celui de s'occasionner des panaris et d'autres maux inflammatoires dans les extrémités. Je ne voudrois cependant pas que les mères ou les nourrices poussassent, à cet égard, les précautions trop loin. Les battemens douloureux que ces derniers maux occasionnent dans la partie affectée, engageront plus efficacement les enfans à les éviter que tout ce qu'on pourroit leur dire; et lorsqu'une fois ils les auront éprouvés, peu de mots seront plus que suffisans pour leur en rappeler la cause. Ils prendront aisément l'habitude de frotter leurs mains, et de courir plutôt que de s'approcher du feu après avoir été au froid.

J'ai toujours vu avec plaisir des gardes-feu en fer fixés autour des foyers dans les chambres des nourrices et dans toutes celles où les enfans ont accès. Ceux en fil de fer ou de laiton, de deux ou trois pieds de hauteur, et dont on fait beaucoup d'usage, aujourd'hui, même dans les sallons, valent encore mieux. Ils sont excellens pour garantir du danger auquel les grandes personnes, particulièrement les dames, aussi-bien que les enfans étourdis; peuvent être exposés lorsqu'ils se tiennent, soit assis, soit debout, auprès du feu.

Les enfans aiment beaucoup à faire rôtir dans le feu des châtaignes, des pommes de terre, ou d'autres choses semblables. J'ai connu une dame qui avoit manqué perdre la vie par un accident arrivé dans une circonstance de cette espèce. Un petit garçon furetoit dans le feu pour y chercher une pomme de terre qu'il y avoit mise. Le feu prit à ses habits, et quoique sa mère fût à côté de lui, il fut horriblement brûlé. La mère nourrissoit un autre enfant qu'elle tenoit alors dans ses bras, ce qui lui laissoit moins de liberté pour secourir l'autre. L'effet du choc qu'elle éprouva fut sérieusement alarmant : son lait se tarit. Il survint une fièvre dont la violence laissa pendant trois semaines peu d'espérance de la sauver. Elle eut, à cette époque, une attaque de convulsion du genre de celles qui précèdent souvent l'éruption de la petite vérole dans les enfans, et qui sont loin d'être un symptôme défavorable. La crise de cette dame fut également salutaire ; elle diminua la force de la fièvre, et la dame alla tous les jours de mieux en mieux. Elle fut suivie, dans cette maladie, par mon excellent ami feu le docteur John Gregory, et par moi, et tous les deux nous avions désespéré de sa guérison.

Les accidens qu'occasionne l'eau bouillante

sont encore plus nombreux. Les enfans courent un danger continuel dans les endroits où l'on fait la cuisine, et dans les classes moyennes et inférieures, la cuisine et la chambre des enfans sont une même chose. Un petit garçon, le plus bel enfant que j'aie jamais vu, perdit la vie de cette manière ; il jouoit au milieu de la cuisine : une marmite pleine de nourriture pour des animaux domestiques, et qu'on venoit de retirer du feu, se trouva dans son chemin. Il tomba en arrière, et fut tellement brulé qu'en dépit de tous mes efforts il périt.

On ne devroit jamais rien mettre à la portée d'un enfant ; autrement il est presque sûr qu'il renversera sur lui tout ce qu'on y laissera ; et dans ce cas, il peut être assez brûlé pour en mourir avant qu'on ait eu le temps de le déshabiller. Les enfans sont encore enclins à tout porter à leur bouche, et il suffit d'une très petite quantité de liquide bouillant dans l'estomac pour causer la mort. Il n'y a pas long-temps qu'un événement de ce genre est arrivé. Un enfant ayant mis le robinet d'une bouilloire dans sa bouche, avala un peu d'eau bouillante, et en mourut presque à l'instant même. J'ai eu connoissance d'exemples sans nombre d'enfans qui ayant renversé des plats pleins d'alimens chauds, en ont été horriblement brûlés. Les viandes et toutes les substances solides, lorsqu'elles sont brûlantes, sont plus dangereuses que les fluides, parce qu'elles adhèrent davantage à la peau.

Peut-être n'y a-t-il pas de mort plus cruelle que celle qui est occasionnée par la brûlure. Lorsqu'elle est prompte ce n'est rien ; mais quand elle traîne, elle est plus terrible qu'on ne peut l'imaginer. Nous pouvons seulement nous en former une idée imparfaite par la douleur cuisante que nous éprouvons par des brûlures dont l'effet n'est pas mortel. J'ai traité un homme dont la moitié de la peau avoit été échaudée en tombant dans une chaudière bouillante. Il guérit ; mais sa douleur étoit si grande, que toutes les fois qu'on le pansoit, il demandoit avec instance qu'on le tuât.

Quoique les accidens causés par l'eau froide soient moins fréquens que ceux du feu, dans le premier âge, cependant on doit prendre contre eux toutes les précautions raisonnables. Les enfans qui ne se doutent nullement du danger de cet élément, sont quelquefois morts avant d'avoir l'idée de celui auquel ils s'exposoient. On voit souvent près des maisons des puits et des pièces d'eau ouverts, et sans rien qui en défende l'approche, tellement qu'on diroit qu'ils sont placés comme des piéges pour tromper et détruire ceux qui ne sont pas sur leurs gardes. Ne sait-on donc pas que les enfans aiment à regarder dans l'eau, sur-tout lorsqu'ils y peuvent voir leur image? et est-il si rare, lorsqu'ils se regardent dans ce miroir liquide, de les y voir tomber et s'y noyer? Je frémis encore quand je pense à un puits qui se trouvoit dans le jardin de mon père, sans la moindre barrière pour en éloigner suffisamment les enfans. J'ai mille fois joué sur le bord de cet abîme, et je ne conçois pas comment il a pu arriver que j'aie évité de faire un faux pas qui m'y auroit entraîné. C'est une foible précaution contre le danger des puits ouverts, des mares, des étangs, et des cavités de cette espèce, de dire à un enfant de prendre garde d'y tomber. Le poëte Gay dans sa fable de la vieille poule et du jeune coq, dont la morale est, que *si nous faisons quelque défense à notre enfant, nous serons bientôt convaincus de cette vérité : que nous descendons tous d'Eve,* nous donne une idée très juste de l'effet que peuvent produire ces défenses insensées.

Mais ce n'est pas seulement dans les cours et dans les jardins que les enfans peuvent être très exposés par le moindre faux pas. Ils courent souvent presque autant de danger dans la maison même, par des chutes dans diverses situations. Par exemple, il faut que des enfans soient doués d'un degré de prudence bien supérieur à leur âge, pour éviter de tomber dans ces escaliers roides et obscurs qu'on trouve dans toutes les vieilles maisons, particulièrement dans cette partie de Londres qu'on nomme *la Cité ;* et lorsqu'ils ont le malheur d'y faire un faux pas, ils roulent souvent depuis le haut jusqu'en bas. Comme ils sont ordinairement fort légers, il arrive rarement qu'ils se cassent un bras ou une jambe, et l'on fait peu d'attention à la chute dans le premier moment. Mais s'il ne paroît pas en résulter beaucoup de mal pour l'instant, il en reste souvent le germe de maladies futures. L'organisation délicate du cerveau peut recevoir un choc dangereux, et il y a lieu de croire que l'hydrocéphale interne est quelquefois la conséquence de meurtrissures, de coups ou d'autres accidens arrivés à la tête. J'ai perdu un garçon qui promettoit beaucoup, par une affection du cerveau causée, à ce que je crois, par une chute qu'il avoit faite de dessus un buffet de cuisine.

Tous les enfans aiment à grimper, à monter sur les chaises, sur les tables, etc. S'ils en tombent, leur chute est plus dangereuse que les mères et les nourrices ne peuvent l'imaginer. La tête des enfans est grosse, et comme elle est spécifiquement plus pesante que le corps, c'est la partie qui porte le plus ordinairement à terre, ce qui cause un ébranlement dans le cerveau dont il peut résulter de funestes conséquences. Tous les meubles de la chambre des enfans devroient être bas, pour prévenir à la fois le desir de grimper et le danger de tomber. Il faudroit aussi que les tables qu'on y met n'eussent pas de coins, car ces saillies aiguës occasionnent un grand nombre d'accidens. On a vu précédemment que j'ai beaucoup insisté pour qu'on ne contrariât pas l'inquiète activité des enfans, laquelle a une si grande influence sur leur santé et leur développement; mais jusqu'à ce qu'ils aient acquis assez de raison et d'expérience pour se conduire, c'est aux parens à veiller à ce qu'ils ne s'exercent que dans des endroits où ils n'ont aucun risque à courir.

Les nourrices doivent aussi, par la même raison, ne jamais laisser d'arme meurtrière à la portée des enfans. Les instrumens aigus et les couteaux, avec lesquels ils peuvent se blesser, sont des jouets très déplacés. Je me rappelle pourtant d'avoir lu dans une gazette, que plu—

sieurs enfans durent un jour la vie à ce que le plus petit d'entre eux qui étoit encore au berceau, tenoit un couteau dans sa main. Cela eut lieu près d'une de ces grandes forêts du continent, d'où des loups affamés sortent souvent pour aller chercher leur proie. La femme d'un paysan dont la chaumière étoit dans le voisinage de cette forêt, étoit sortie pour quelque affaire, et avoit laissé un enfant au berceau, sous la garde de trois ou quatre autres enfans, dont l'un donna un couteau à celui qui étoit au berceau, pour l'amuser. Pendant l'absence de la mère, un loup poussé par la faim, se jeta dans la chaumière, et la première chose qu'il saisit fut le bras de l'enfant qui le tenoit étendu : le couteau avec lequel il jouoit entra dans le gosier de l'animal avide, et le tua. Comme dans notre heureuse île les femmes n'ont pas besoin d'armer leurs enfans contre cette espèce d'ennemis, je ne suppose pas qu'elles puissent être tentées, dans l'espoir de les entendre citer comme des héros, de leur confier des armes, bien plus capables de les blesser que de les défendre.

Mais revenons à des précautions plus sérieuses et plus nécessaires. Il arrive très souvent de funestes accidens qu'on pourroit aisément prévenir. On entend dire tous les jours que des enfans sont tombés de quelque fenêtre et se sont tués : de semblables événemens ne doivent avoir lieu que parce qu'on a négligé les précautions nécessaires ; quelques barreaux fixés en travers dans les fenêtres de la chambre des enfans, ou des appartemens élevés où on les laisse jouer, suffiroient pour prévenir ces malheurs. Cependant quelque simple que soit le remède, il n'est que trop souvent négligé. Combien de fois n'ai-je pas vu avec effroi, des enfans pendus en dehors des fenêtres, dans un danger imminent, et sans que personne dans l'intérieur de la maison fît attention à eux ! A Londres, cela arrive sur-tout aux enfans des pauvres qui occupent communément les étages supérieurs, et dont les fenêtres sont rarement, ou jamais, défendues par des barres. En tenant ces fenêtres constamment fermées, on empêche le renouvellement de l'air si nécessaire à la santé, et même à l'existence ; tandis que d'un autre côté, si on les ouvre, quand elles manquent de la défense que je recommande, c'est exposer à un danger certain les étourdis et les imprudens. Au moindre bruit qui s'entend dans la rue, les enfans courent à la croisée, et il arrive souvent que leur curiosité les engageant à avancer la tête en dehors pour mieux voir, ils tombent et s'écrasent sur le pavé.

Dans mes précédentes remarques sur les hamacs ou lits suspendus, j'ai eu principale-ment à cœur de montrer combien leur mouvement doux est plus sûr, et plus propre à endormir que les secousses violentes et dangereuses d'un berceau. J'ai maintenant à faire une observation d'une plus grande étendue sur les lits en général, c'est qu'ils sont souvent funestes aux enfans, au lieu de leur procurer un repos facile et sans danger. Il n'arrive que trop souvent que les mères et les nourrices font coucher leurs nourrissons dans leur lit pendant la nuit entière, méthode toujours affoiblissante pour eux, et dont le triste résultat est quelquefois que ces enfans sont étouffés. En France ou en Hollande, je ne suis pas bien sûr dans lequel de ces deux pays, il existe une loi qui défend de faire coucher un enfant avec sa mère ou sa nourrice. Nous n'avons pas cette loi en Angleterre; mais la tendresse et l'attention maternelle devroient y suppléer, d'autant qu'il n'est ni rare, ni extraordinaire d'entendre dire qu'un enfant a été étouffé par une grande personne qui, en dormant, a roulé accidentellement sur lui, ou l'a trop pressé.

L'usage des lits qui se relèvent pendant le jour, et font armoire, n'est ni {moins pernicieux, ni moins périlleux. Il empêche que ces lits ne puissent être aérés, et rendent les matelas et les couvertures humides et malsains. Les enfans peuvent même y être tués par inadvertance. Une domestique, la mère elle-même peut, dans un moment où elle est pressée, relever le lit sans examiner si l'enfant s'y trouve ou non; et celui-ci, qui ne peut se faire entendre dans cette situation, est étouffé avant qu'on se soit apperçu de la méprise. Les larmes sont vaines pour réparer ce qu'un peu de précaution auroit prévenu, ou ce qui ne seroit jamais arrivé dans un lit convenable.

Les enfans suffoqués de cette manière, ainsi que ceux qui sont étouffés par accident, pourroient quelquefois être rappelés à la vie. Cependant, je ne me souviens pas qu'il y ait d'autre exemple de ce fait que celui rapporté dans ma Médecine Domestique, quoiqu'il doive être aussi possible que le rappel à la vie des noyés, de ceux qui ont des attaques de convulsions, ou divers autres accidens accompagnés de la suspension ou de l'extinction apparente de toutes les facultés vitales; mais je me dispenserai de suggérer l'usage de remèdes très précaires pour des maux si faciles à prévenir d'une manière certaine.

Je n'aurois jamais fini, si je voulois entrer dans le détail particulier de tous les dangers auxquels les enfans sont exposés dans nos rues, tant par le défaut d'une bonne police, que par la négligence de leurs parens. Peut-être aurai-je, quelque jour, occasion de m'étendre sur l'importance et la nécessité de la première. Je ne veux ici que fixer l'attention des mères sur les dangers qui attendent les enfans à presque tous les pas qu'ils font, lorsqu'on les laisse courir seuls, ou qu'on les confie à de jeunes personnes qui n'ont ni la force, ni l'expérience suffisante pour les protéger. Je suis toujours inquiet, lorsque je vois des enfans portés par des petites filles qui ont à peine la force de les soutenir, ou conduits par d'autres dont l'étourderie est plutôt faite pour les plonger dans le danger que pour les en tenir éloignés. La moitié au moins des accidens qui arrivent aux enfans, soit dans leur maison, soit dehors, sont dus à la folie, à la cruauté, j'ai presque dit à la criminelle barbarie avec laquelle on abandonne un enfant au soin d'un autre, qui, quoiqu'un peu plus âgé, n'a pas moins besoin lui-même de la surveillance de sa mère ou de sa nourrice.

Je le demande à tout père qui a de la sensibilité et du bon sens, ne doit-on pas regarder comme une sorte de meurtre de laisser une petite fille de sept ou huit ans porter un enfant dans ses bras, ou en conduire de plus jeunes qu'elle dans une ville comme Londres, où des charrettes et des voitures de toute espèce roulent dans tous les sens, où l'on ne voit que chevaux qui galopent, que bœufs furieux que l'on conduit, que gens en foule qui se précipitent de tous côtés sans aucune attention? Est-il surprenant qu'on entende dire tous les jours qu'une voiture a passé sur le corps d'un enfant, qu'il a eu les bras ou les jambes cassés, la tête écrasée, le corps mis en pièces, au milieu des dangers auxquels on les expose si inconsidérément? Les auteurs immédiats de ces malheurs méritent presque toujours d'être pendus, je l'avoue ; mais cela n'empêche pas que je doute qu'un jury pût acquitter les pères négligens de toute participation dans le crime.

Que les mères me permettent donc de les conjurer particulièrement de ne jamais laisser aller leurs jeunes enfans seuls dans les rues, et de ne jamais s'en rapporter à la protection que celui qui est un peu plus grand peut donner au plus petit. Elles doivent aussi leur apprendre à connoître le danger aussitôt qu'ils sont en état de s'en former une idée, et leur enseigner à éviter les ennemis sans nombre qui les assiégent de toutes parts, et qui trop souvent sont funestes à leur âge. Une bonne police préviendroit sûrement une grande partie de ces désastres; mais aucune loi ne peut jamais remplacer l'attention d'une mère à veiller sur la santé et la sûreté de ses enfans.

CHAPITRE NEUVIEME.

Des Hôpitaux pour les enfans trouvés, et des autres institutions en faveur des enfans pauvres ou abandonnés.

LES détails étendus dans lesquels je suis entré sur les qualités convenables aux mères, et sur leurs devoirs indispensables, me donnent quelque espoir que mes remarques sur ces importans objets ne seront pas sans utilité pour la classe moyenne de la société, non plus que pour les rangs plus élevés. Mais il est affligeant pour moi de penser qu'il existe un très grand nombre de pauvres femmes qui ont moins besoin qu'on leur apprenne leur devoir que d'être mises en état de le remplir. Elles emploieroient volontiers tout leur temps et tous leurs soins à élever leurs enfans; mais manquant du nécessaire, elles sont forcées de s'occuper autrement. Elles voient leurs enfans languir; mais la crainte de la famine est un objet encore plus inquiétant. Elles ne sont pas mortes à l'impulsion des affections naturelles; mais leur ardeur est bientôt refroidie dans leur cœur par le sentiment de la misère. La main glaciale de la pauvreté condense les sources du bonheur maternel, et son souffle desséchant flétrit une partie des fleurs précieuses de la vie humaine.

S'il est vrai qu'aucun pays du monde connu ne se distingue autant que l'Angleterre par ses établissemens de charité, il ne l'est pas moins que la vanité a plus lieu de s'en applaudir que la raison. Car, quelque mortifiant que soit cet aveu, il faut convenir qu'il n'y a pas de pays non plus où l'on abuse davantage de la charité, et où elle soit plus mal entendue. Lorsque je jette les yeux sur l'hopital des enfans trouvés à Londres, sur cet édifice qui ressemble plutôt à un palais qu'à une maison destinée à nourrir de pauvres enfans; lorsque je considère quelles sommes immenses on a dépensées pour le bâtir; quelles sommes plus considérables encore ont été, et sont journellement employées aux parties les plus pompeuses et les moins utiles de cet établissement, je ne puis m'empêcher de m'écrier avec la Rochefoucauld, que *la vertu et la charité n'iroient jamais si loin, si l'orgueil ne marchoit pas de compagnie avec elles.*

Il est réellement déplorable que l'exécution des projets approuvés et favorisés par le peuple anglais pour le soulagement des malheureux, des vieillards, comme des enfans, n'ait jamais pu avoir lieu sans entraîner l'établissement de superbes édifices, des spéculations lucratives, et une foule de charges et d'employés qui se disputent les fonds, et diminuent considérablement l'utilité que le public en retireroit sans cela. Le faux emploi, la dissipation des contributions destinées à des œuvres de charité, ne sont pas les seuls vices qu'on ait à reprendre dans l'administration de l'hôpital des enfans trouvés. Jamais aucune institution ne put réclamer à plus juste titre les secours des personnes humaines et bienfaisantes; jamais non plus aucune ne fut soutenue avec plus de libéralité; malheureusement, par suite d'ignorance et d'inexpérience, loin de sauver les enfans, elle n'a que trop souvent hâté le moment de leur mort.

La première idée d'un hôpital pour les enfans trouvés étoit certainement très plausible. Son objet apparent étoit d'arracher à la misère et à la destruction des victimes innocentes qui s'y trouvoient condamnées par l'abandon de leurs parens. On conserveroit ainsi à la société beaucoup d'individus précieux, et ce seroit pour les mères infortunées une ressource qui détruiroit ou diminueroit au moins considérablement toute tentation de se porter aux actes les plus dénaturés. Les prudes, les faux dévots, les hypocrites pouvoient, il est vrai, condamner un établissement qui semble encourager l'union illicite des sexes; mais l'humanité ne peut jamais regarder comme un crime la conservation d'un individu.

Une entreprise d'une utilité si spécieuse ne pouvoit pas manquer d'obtenir les secours les plus généreux. Indépendamment de toutes les contributions particulières, le parlement affecta pour l'exécution d'un projet si louable, une somme annuelle de soixante mille livres sterling (près de 1500000 francs) pendant plusieurs années. Bientôt, ainsi que je l'ai dit, un palais, au lieu d'un hospice pour des enfans à la mamelle, se trouva érigé. Les portes en furent ouvertes aux enfans abandonnés qu'on y apporta de toutes parts, non pas pour y être nourris et élevés, mais pour être envoyés dans les contrées éloignées, transport qui coûta la vie à un nombre infini de ces malheureux. Ce n'est point un apperçu vague et imaginaire que je donne ici, je rapporte ce que j'ai vérifié moi-même lorsque j'étois médecin d'une dépendance très considérable de l'hôpital des enfans trouvés. J'ai parlé ailleurs de la mortalité qu'occasionnoit parmi ceux qui avoient survécu aux fatigues du voyage, l'usage mal entendu des remèdes. J'ai détaillé les moyens dont je me servis pour arrêter ces ravages affligeans, pendant que les nourrices et les enfans restèrent sous mon inspection et mon contrôle. Mais mes remontrances pour empêcher qu'on les enlevât trop tôt à ces nourrices, qu'on les entassât dans des hôpitaux, qu'on les confinât dans des écoles, ou qu'on les occupât à des travaux mal-sains, furent sans effet. On me dit qu'on ne pouvoit s'écarter des réglemens et des usages établis dans l'hôpital, quoique leur effet évident fût de détruire la santé, et d'affoiblir les facultés physiques et morales des infortunées victimes.

J'ai souvent vu avec indignation les rapports trompeurs du grand nombre d'enfans qu'on

T

dit avoir été reçus et élevés dans ces endroits. Je ne doute pas que si l'on pouvoit dresser une liste exacte de tous ceux qui ont péri par des déplacemens hors de saison, un mauvais traitement, des soins mal entendus, par des maladies qu'occasionne un *confinement* prématuré dans les écoles, par les maladies contagieuses des hôpitaux, et enfin par ce que j'appelle des occupations meurtrières, il seroit démontré que de tous les enfans qu'on y reçoit, il n'y en a pas un sur dix qui vive assez pour devenir un membre utile de la société.

Indépendamment les maux que je viens d'indiquer, il y a une erreur fondamentale dans le plan lui-même, non seulement de l'hôpital des enfans trouvés, mais encore de tous les établissemens charitables faits, soit par les paroisses, soit autrement pour l'éducation et l'entretien de pauvres enfans. Tout projet qui tend à séparer une mère de son enfant, quelque utile qu'il soit en apparence, est mauvais, et l'on peut être sûr qu'en dernier résultat il occasionnera du mal. C'est violer les lois de la nature, et on ne le fait jamais impunément; c'est briser les premiers et les plus forts liens de la société, la tendresse paternelle et la piété filiale; c'est tenter perversement d'effacer et de détruire le

plus doux sentiment du cœur, l'amour maternel, sans lequel l'espèce humaine n'existe-
roit pas long-temps. La nature entière indique
la mère comme devant être la nourrice de toute
créature qui reçoit la vie, et aucune institution
ne peut la remplacer. Ceux qui le tentent sont
bientôt convaincus de leur témérité et de leur
folie.

Je lus, il y a quelques années, une lettre
adressée à milord Fitz William, alors vice-roi
d'Irlande, au sujet des écoles protestantes de
charité dans ce pays. Comme les sentimens de
l'auteur sont d'accord avec les miens sur beaucoup de points, et particulièrement par rapport
aux effets pernicieux qu'on produit en séparant
les enfans de leur mère pour les élever, je les
rapporterai ici dans ses propres termes. Quelques
personnes trouveront peut être son langage trop
fort; mais la nature du sujet demandoit la plus
grande énergie.

« Je vous supplie, milord, de prendre la peine
de lire dans le premier almanach, ce qui a rapport à cette institution toujours si mal entendue; chaque ligne, j'ose le croire, doit la faire
réprouver par un bon esprit. Les enfans, dans
ce système dénaturé, sont tous envoyés dans
des écoles éloignées de leur première demeure,

2

c'est-à-dire, en d'autres termes, qu'on les arrache à toutes les jouissances que procure le toit paternel. C'est ce qu'on peut appeler une charité qui entraîne l'extinction de toutes les charités ; *il faut que tous les sentimens de la nature s'effacent chez ces enfans, pour qu'ils puissent devenir les nourrissons de l'Etat.* Bannis de la contrée qui les vit naître, on les transporte dans quelque partie éloignée du royaume, où toutes les traces, tous les liens de parenté sont perdus et détruits, toutes les habitudes du cœur étouffées dès le berceau ; de sorte que lorsqu'ils entrent dans le monde, ils ne connoissent pas l'endroit où ils ont reçu le jour, la mère qui les a portés dans son sein, ni le sang qui coule dans leurs veines. Cela me rappelle ce que disoit Logan, ce chef indien, dont la famille entière avoit été massacrée : *il ne reste pas une goutte de mon sang dans les veines d'une seule créature vivante* ».

L'auteur de la lettre prend ici occasion de parler au cœur, ainsi qu'au jugement. Il emploie toutes les ressources d'une éloquence pathétique et forte de raisons. « C'est, dit-il, un sentiment aussi triste, aussi désolant qui doit glacer le cœur d'un jeune orphelin, et qui, en isolant tout à fait ses affections, doit agir d'une manière bien plus dangereuse qu'utile sur la société. Les liens du sang agissent comme une espèce de conscience extérieure sur la conduite des hommes, et les détournent des grands crimes, par la crainte des malheurs qui rejailliroient sur leurs parens. Il y a un orgueil de famille, un honneur domestique, même dans les classes les plus pauvres de la société qui est le gardien et fait la sûreté du moindre ménage. Il en est comme la divinité tutélaire. Les grands aussi en ressentent l'influence. *S'il n'avoit pas ressemblé à mon père lorsqu'il dormoit*, s'écrie lady Macbeth, *c'étoit fait de lui, je l'aurois tué.* Le souvenir de l'aspect de son père étoit la seule conscience qui lui restât, et il se plaça entre elle et le meurtre qu'elle alloit commettre. Mais les réglemens des écoles de charité tuent toutes les idées de morale domestique qui ont de l'influence sur le caractère et la conduite, et ne sont pas en état de les remplacer par aucun principe d'action plus élevé et plus noble : la politique qui les a dictés a formé, je le crains, beaucoup de victimes pour les lois, quoiqu'elle ne se proposât que de faire des prosélytes pour la religion ».

Quoique l'objet dont traite cette lettre n'y soit considéré que moralement, cependant je

3

n'ai pu résister à la tentation de donner un court extrait d'un morceau aussi éloquent, et je ne pense pas qu'aucun de mes lecteurs puisse être fâché de l'avoir parcouru. On trouvera encore moins étrange que j'aie rapporté l'opinion de l'auteur sur les moyens les plus propres à remédier au mal, d'autant que les traits principaux de son plan de réforme se rapportent exactement à ce que j'ai recommandé il y a plus de trente ans. J'exprimois alors toute la peine que j'éprouvois de ce que les mères étoient obligées de négliger leurs enfans pour pouvoir se procurer le nécessaire. J'observois que, dans ce cas, c'étoit l'intérêt aussi-bien que le devoir du public de venir à leur secours. Mais j'affirmois en même temps qu'il seroit mille fois plus avantageux pour l'Etat de donner aux pauvres les moyens d'élever eux-mêmes leurs enfans, que d'établir, pour cette éducation, tous les hôpitaux imaginables. J'ajoutois, en faisant imprimer de nouveau ces remarques, que si l'on faisoit en sorte que l'intérêt des pauvres fût de conserver leurs enfans en vie, on verroit mourir très peu de ceux-ci, et qu'un léger encouragement pécuniaire accordé tous les ans à chaque famille indigente pour tout enfant qu'elle auroit en vie à la fin de l'année, en sauveroit un plus grand nombre que si tous les revenus de la couronne étoient employés en hôpitaux pour cet objet.

J'ai vu avec grand plaisir aussi que le même écrivain raisonnoit de la même manière sur les millions qui ont été dépensés uniquement, dit-il, *pour créer des enfans trouvés*, tandis que la dixième partie de cet argent bien employé, eût été infiniment plus utile à la société. La manière dont il conviendroit d'employer les fonds destinés aux charités, consisteroit principalement à accorder des récompenses aux parens qui auroient montré le plus de zèle et d'intelligence dans l'éducation de leurs enfans. De sorte que quoique nous ayons examiné sous différens points de vue l'abus d'une partie si importante des charités publiques, les mêmes moyens que j'ai conseillés pour sauver la vie et fortifier la santé des enfans, lui ont paru être les plus propres à favoriser le développement de leurs facultés morales et intellectuelles.

Il faut que les préjugés en faveur des anciennes institutions soient bien forts, s'ils peuvent résister à la plus claire évidence des faits, et aux conséquences naturelles des argumens les plus concluans. Par exemple, dans la question qui nous occupe, et qui consiste à déterminer de quelle manière le public ou l'Etat peuvent le mieux contribuer à l'éducation des pauvres enfans, on supposeroit qu'il n'est pas nécessaire d'en appeler à l'expérience, ni de se mettre en grand frais de raisonnement pour démontrer combien il est mal entendu de séparer les enfans de leurs mères. La nature forme la chaîne qui les lie, et il seroit à desirer qu'on ne la rompît jamais. J'ai montré comment la vie de la mère et de l'enfant sont liées l'une à l'autre pendant la grossesse, et même après la délivrance. En les séparant on expose l'existence de tous les deux. Ils sont également nécessaires à leur bien-être mutuel, et plus on les laisse ensemble, plus ils sentent leurs devoirs réciproques, devoirs dont l'accomplissement tend éminemment à augmenter l'étendue de la felicité humaine.

Mais comment espérer que les inspecteurs des pauvres, dont la plupart sont des hommes insensibles et bornés qui mettent plus de mérite à épargner un shelling à leur paroisse qu'à conserver cinquante individus à la société, puissent faire la moindre attention à cette doctrine ? De temps en temps on entend dire que quelqu'un de ces êtres inhumains a été traîné devant les tribunaux pour y être examiné sur sa cruauté envers des femmes enceintes. Mais on ne tient aucun compte, et peut-être il seroit impossible d'avoir connoissance du nombre immense d'enfans qui sont arrachés des bras de leurs malheureuses mères, pour être portés dans nos hospices de paroisses, où ils sont condamnés à une mort prématurée, ou à des infirmités certaines, et à une longue misère. L'étalage d'humanité qu'offrent quelques-uns de ces lieux, n'est propre qu'à exciter en nous une plus forte indignation. C'est une toile légère derrière laquelle l'œil pénétrant voit facilement écrit en lettres de sang : *Ici, sous le masque de la charité, la barbarie immole des enfans.*

Ne sommes-nous pas toujours révoltés de nouveau quand nous lisons ou que nous entendons rapporter les détails de la politique inhumaine des Chinois, chez lesquels l'autorité de la loi et la force de l'exemple encouragent les pères avares ou misérables à faire périr les enfans du sexe, pour éviter les frais de leur éducation ? et y a-t-il un seul père et une seule mère dans la Grande-Bretagne dont la voix ne se joindroit pas au cri général contre l'acte du parlement qui commanderoit de noyer immédiatement tous les enfans qu'on porte aux maisons de travail des paroisses ? Cependant, l'humanité elle-même doit convaincre qu'une mort prompte est infiniment préférable à une existence traînée dans un état de peine et de misère, de souffrance continuelle et de maladie. Je n'hésite donc pas à affirmer qu'une politique semblable à celle de la Chine, ou un acte du parlement du genre de celui dont je viens de parler, seroit dans le fait un acte de charité, en comparaison de la méthode actuelle de *prendre soin*, comme cela se dit faussement, des pauvres enfans qui tombent à la charge des paroisses, méthode la plus inhumaine, la plus barbare, la plus détestable qu'il soit possible d'imaginer.

Feu Jonas Hanway n'avoit rien négligé pour approfondir le mal jusque dans sa racine. Il n'avoit épargné ni temps, ni peines, ni dépenses pour se procurer les renseignemens les plus étendus sur ce sujet avant de publier son *Plaidoyer pour appeler la compassion sur les enfans des pauvres* (plea for mercy to the children of the poor). Dans cet ouvrage il pose en fait, et comme le résultat de ses recherches et de ses calculs, que sur soixante-dix enfans remis à la charge des paroisses, il

n'y en a jamais eu plus d'un qui soit parvenu
à l'âge mûr, et que rarement celui-là même
est devenu un membre utile de la société.
Entre plusieurs exemples horribles qu'il cite,
il fait mention d'une note qu'il a relevée sur
les livres d'une certaine paroisse où les noms
de quelques-unes des nourrices étoient inscrits
avec cette apostille : *nourrice excellente pour
tuer les enfans (excellent killing nurse).* Ce
témoignage de leur habileté dans le meurtre,
étoit aux yeux des inspecteurs qui les avoient
éprouvées, la plus forte recommandation pour
les employer de préférence.

Je suis loin de vouloir étendre à tous les
administrateurs des établissemens pour les pauvres, l'accusation d'infanticide. J'en connois
plusieurs qui sont bons et sensibles, et qui
feroient tout ce qu'ils pourroient pour favoriser
le but que doivent se proposer la véritable charité et l'intérêt bien entendu de l'humanité, s'ils
n'étoient liés, dans leur emploi, par les réglemens établis. Cette partie de l'institution qui
est relative à l'allaitement et à l'éducation des
enfans étant radicalement défectueuse, tout
le zèle qu'y peut mettre un individu pendant
le temps qu'il est en charge, ne peut servir
qu'à pallier momentanément un mal incurable

par sa nature. Ce n'est pas une réforme par-
tielle, c'est un changement absolu de système
qui, dans ce cas, peut avoir un effet avantageux.

Les défenseurs des hôpitaux pour les enfans
trouvés croiront peut-être que la censure même
que je fais des établissemens des paroisses en
faveur des enfans des pauvres, tend à justifier
leur opinion. Ils pourront dire que le but de
leur charité n'est pas de séparer les enfans de
leur mère, mais de prendre soin de ceux dont
des mères cruelles et dénaturées se sont séparées
elles-mêmes. J'ai applaudi précédemment,
comme je le devois, à l'esprit de ces institutions,
et à leur objet avoué. Mais j'ai gémi sur les
abus qui s'y introduisent, ou plutôt qui sont liés
inséparablement à l'exécution de semblables
plans. Leur tendance évidente et leur effet
positif a toujours été de *créer des enfans trouvés*,
d'encourager l'abandon des enfans que beaucoup de parens n'auroient jamais voulu mettre
dans ces endroits, si la cruelle nécessité ne les
y eût portés, en même temps qu'ils avoient le
vain espoir que les malheureuses créatures y
seroient soignées convenablement. J'ai fait
voir ce que sont ces soins; j'ai fait voir quelle
effrayante mortalité en est la suite, et combien

ils sont par conséquent peu propres à produire l'effet qu'on s'en propose.

Je ne voudrois pas cependant qu'on supprimât entièrement les hôpitaux d'enfans trouvés. Mais je voudrois d'abord qu'on essayât de les rendre moins nécessaires, au moyen d'une méthode que j'expliquerai dans le chapitre suivant, et dont le grand objet seroit d'ôter aux mères indigentes toute tentation d'abandonner leurs enfans. Mais comme le besoin n'est pas la seule cause qui puisse porter les mères à détruire leurs enfans, il est bon qu'il y ait un asile toujours ouvert pour y sauver ces victimes, et pour prévenir des crimes aussi dénaturés. Si le plan que je viens d'indiquer s'exécutoit entièrement, le nombre des enfans trouvés de la dernière espèce seroit toujours peu considérable, et n'exigeroit ni établissemens très coûteux, ni superbes édifices, ni charges à appointemens ou à spéculations lucratives. Tout cela seroit inutile, ou ne pourroit avoir lieu. Deux ou trois commissaires, sans émolumens, et guidés seulement par des motifs d'humanité et de charité, suffiroient pour recevoir l'argent, et pour l'employer d'après des instructions bien calculées et mûrement considérées. Les abus actuels sont très grands, très notoires; mais la réforme en

est très facile , si des hommes habiles et ver-
tueux vouloient l'entreprendre , et y persévé-
rer avec zèle. Je suppose qu'ils eussent en même
temps assez de caractère pour mépriser les sug-
gestions perverses de l'ignorance , du préjugé,
de l'envie , de la malignité , de l'intérèt sordide
et de la vanité trompée.

Les observations qui précèdent ne concer-
nent , et je l'ai fait à dessein, qu'une partie de
nos établissemens les plus populaires destinés à
nourrir et à élever les enfans. Le détail de
toutes les entreprises auxquelles , dans les en-
virons de Londres seulement, on a donné le
nom d'institutions de charité , me conduiroit
trop loin. Les premiers ont du moins le mérite
d'être faits dans des intentions louables. Mais
la plupart des autres sont fondés sur la fraude,
et n'ont d'autre but que d'enrichir quelque
artificieux faiseur de projets aux dépens de la
crédulité publique. Cette crédulité est une mine
inépuisable pour tout homme en état d'inventer
quelque remède empirique , quelque nouvelle
doctrine, ou quelque plan spécieux de charité.
Des laquais se sont fait charlatans ; des por-
teurs de charbon sont devenus les défenseurs
de doctrines nouvelles ; des escrocs ont mis au
jour des projets de bienfaisance , et les uns et les

autres ont eu des succès égaux et brillans. Mais les victimes des derniers sont les plus dignes de compassion, puisque ce sont des enfans pauvres, innocens et sans appui, au lieu que les dupes que font les autres étant des gens d'un âge mûr, et qui doivent avoir de l'expérience, ne peuvent prétendre à aucune pitié, lorsqu'ils souffrent que des imposteurs ignorans et audacieux se jouent aux dépens de leurs bourses. de leurs corps, et même de leurs ames.

CHAPITRE DIXIÈME.

Esquisse d'un plan pour la conservation et l'amélioration de l'espèce humaine.

Il faudroit écrire un volume considérable, si l'on vouloit discuter ce sujet avec une étendue proportionnée à son importance. Mon intention est de n'en toucher que quelques points principaux, dans l'unique vue d'attirer une attention plus générale sur une matière qui, quoique du plus haut intérêt, n'a, jusqu'à présent, été que très légèrement considérée. Je ne m'arrêterai pas à prouver ces vérités, qui sont évidentes pour ceux qui même n'ont qu'une intelligence ordinaire : que les ressources et la stabilité des Etats dépendent du nombre, de la vigueur et de l'industrie de leurs sujets, et qu'au contraire par-tout où l'on met peu d'importance à l'augmentation de la population, au développement, à la santé, à la vie de l'homme, l'édifice politique, quelque brillant qu'il soit en apparence, repose sur un fondement vicieux, et doit, tôt ou tard, s'écrouler dans un abîme creusé par sa propre inhumanité. Ces vérités n'ont besoin que d'être énoncées pour être senties par toute personne qui pense; mais il peut y avoir une grande diversité d'opinions sur les conséquences qu'on en tire pour la pratique. Le plan que je vais proposer, soit qu'on l'approuve ou non, peut produire au moins un bon effet, celui d'exercer le talent des autres, et peut-être aussi qu'il servira à diriger la charité publique et particulière vers une fin plus utile que celle où elle tend maintenant.

Je n'ai pas besoin, je pense, de battre de nouveau le terrain que j'ai déjà battu, et de répéter les argumens dont je me suis servi pour prouver qu'il n'y a aucune loi de la nature aussi puissante, aussi sacrée que celle qui ordonne à toute mère de nourrir elle - même son enfant. Leur bien à tous deux dépend de l'accomplissement fidèle de ce devoir. Toute tentative pour détourner le lait de ses conduits naturels met la vie de la mère en danger ; et la fortune ne sauroit procurer, l'art ne peut imaginer une nourriture aussi-bien adaptée à la constitution de l'enfant, que les sucs mêmes dont il est composé et qui l'ont nourri si long-temps dans la matrice. Il est également impossible de suppléer les tendres soins, et l'attention infatigable d'une mère : les personnes riches qui se confient à des mercenaires, se convainquent, par une malheureuse expérience, que la moitié de leurs enfans périt en bas âge. Est-il donc étonnant que ceux qui tombent à la charge des paroisses, ou qui sont placés dans des hôpitaux, soient exposés à une beaucoup plus grande mortalité, lorsqu'il est évident que dans ces endroits aucun individu n'a d'intérêt à leur conservation ? J'ai dit, avec vérité, comme une chose dont j'avois eu personnellement connoissance, que sur dix enfans trouvés il en mouroit neuf avant de parvenir à l'âge mûr, et il paroît, d'après le rapport de M. Hanway, rapport dont l'exactitude ne peut être soupçonnée, qu'il périt de, même avant le temps, soixante-neuf enfans sur soixante-dix qui en trent dans les maisons de charité des paroisses. Peut-on en conscience regarder comme charitable la persévérance dans des mesures aussi destructives de la population du pays ?

J'ai suggéré plus haut ce qui me paroissoit pouvoir le mieux suppléer à un hôpital pour les enfans trouvés, en ne considérant cet établissement que sous le rapport de la conservation des enfans qui pourroient autrement périr par négligence, et de ceux que la main du sort a privés de leurs mères dans les premiers jours de leur vie. La situation des pauvres orphelins et des enfans abandonnés étant la même, quoique par des causes différentes, il faut bien qu'ils soient élevés par des étrangers. La seule chose à faire dans ces inévitables écarts de la nature, c'est de placer ces enfans entre les mains des nourrices d'un caractère irréprochable, dans une partie saine de la campagne, et de ne les retirer que lorsqu'ils sont assez grands pour entrer en apprentissage. Cette dernière condition suffira seule pour engager les nourrices à faire tous leurs efforts pour conserver des enfans qui doivent, s'ils vivent et se conduisent bien, rester avec elles jusqu'à ce qu'ils aient quatorze ans; c'est le seul moyen de faire prendre, avec le temps, à une étrangère un amour vraiment maternel pour celui qu'elle nourrit; c'est aussi le seul pour que l'enfant acquière un bon tempérament, et cette sorte de première éducation qui convient le mieux aux occupations de la campagne.

Quant à ce qui concerne le soulagement des pauvres femmes qui peuvent être exposées pendant leur grossesse à des malheurs sans nombre, et qui, après leurs couches, peuvent souvent être forcées de se séparer de leurs enfans, je ne conseillerai pour cet objet, ni les hôpitaux publics, ni les maisons de travail des paroisses. Ces asiles ne sont guère autre chose que des relais sur le chemin qui conduit au tombeau. Je voudrois qu'à la place il y eût un fonds institué pour donner, à domicile, aux mères indigentes tous les secours et les soulagemens dont elles peuvent avoir besoin pendant leur grossesse et leurs couches, et même pour les mettre en état de nourrir et d'élever elles-mêmes leurs enfans. Ce moyen sauveroit la vie à plus d'individus que toutes les institutions de charité existantes aujourd'hui dans ce pays : il coûteroit la moitié moins, et conserveroit aux mères le cœur de leurs enfans.

On ne peut penser, sans une profonde affliction, au nombre immense d'enfans qui périssent parce que leurs mères ont manqué d'un foible secours au moment du besoin. Combien de ces infortunées languissent dans l'obscurité avec leurs enfans, et se consument en vains efforts pour les faire subsister ! La crainte des mauvais traitemens, des maladies, de la mort, et, ce qui est encore plus terrible pour un cœur délicat, la crainte de l'opprobre, les empêche d'avoir recours aux hôpitaux et aux maisons de travail. Leurs gémissemens ne sont pas entendus ; personne n'a pitié de leur misère, et elles descendent dans le tombeau en silence et sans être apperçues.

Combien d'autres, non moins tendrement attachées à leurs enfans, sont réduites par la misère la plus affreuse à les abandonner aux soins précaires d'autres nourrices, pour louer leur propre sein, et leur attention, distraite par la douleur, à des étrangers ! Lorsqu'une mère abandonne son enfant pour allaiter celui d'une autre femme, un des deux nourrissons doit presque certainement périr, et il n'est pas rare de les voir tous les deux partager le même sort.

Il est une autre classe d'êtres vraiment dignes de pitié, quoique regardés trop communément avec une cruelle indifférence ou même avec mépris. Ce sont ces pauvres femmes que nous voyons tous les jours mendier avec deux`, trois ou même un plus grand nombre d'enfans, dont l'existence dépend d'une ressource aussi précaire. Tant qu'elles peuvent coucher le long des haies, et se procurer quelques restes, elles vivent encore; mais qu'un hyver trop sévère vienne les surprendre lorsqu'elles ne trouvent plus d'abri qu'en se collant contre les rochers, elles et leurs enfans sont perdus. Peut-être plusieurs de ces petits infortunés doivent la vie à des hommes qui ont combattu pour leur pays; et il est assez vraisemblable qu'on les à *chassés* de l'asile qu'ils habitoient, *afin qu'ils ne devinssent pas à charge à la paroisse.*

La charité publique et particulière peut-elle être mieux employée qu'à conserver tant de bras à l'Etat? et comment peut-on les conserver? Ce n'est pas en arrachant les pauvres enfans des mains de leurs mères, pour les envoyer dans des hôpitaux et des maisons de travail, et les confier à des nourrices *excéllentes tueuses d'enfans*; mais en mettant leurs mères en état de les nourrir, suivant le vœu de la nature, et rendant ainsi la fécondité, non pas comme à présent la malédiction du pauvre, mais la source des plus doux plaisirs, et le plus grand des bienfaits. Une très petite partie des sommes énormes levées dans ce royaume sous le titre de taxe des pauvres, et par des contributions volontaires, suffiroit de reste pour former le fonds que je propose ; et je suis convaincu que la sagesse et l'humanité du parlement et du gouvernement ne sauroient s'occuper plus utilement qu'à préparer et à réaliser soit ce projet, soit tout autre plan préférable, pour sauver la vie à un aussi grand nombre de victimes.

La vanité, ainsi que je l'ai remarqué, entre pour beaucoup dans la création et le maintien des maisons de charité : sans cela, l'homme riche et celui qui a vraiment de l'humanité s'appercevroient sans peine que les idées que je donne ici conduisent à leur faire faire un emploi bien plus utile, bien plus charitable de leur superflu. J'ose même espérer que plusieurs dames assez heureuses pour avoir de la fortune, et sensibles au plaisir de faire un bien réel, se décideront sur ce que je dis, à donner à de pauvres femmes les moyens de nourrir et d'élever leurs enfans dans leurs chaumières, sans qu'il soit besoin, pour cela, qu'on lise sur la porte quelques-unes de ces inscriptions qui contiennent de vains complimens destinés à flatter l'orgueil d'une patrone ou d'une fondatrice; La vue d'une jeune famille, qui vous doit la santé et même l'existence, n'est-elle pas mille fois plus satisfaisante pour le cœur humain que la sotte ostentation d'une charité publique ?

Ce seroit vouloir très mal à propos paroître douter du bon sens et de la sensibilité de mes lecteurs, que de m'arrêter plus long temps sur ce sujet. Mais plusieurs d'entre eux pourront regarder comme un peu romanesque la seconde partie de mon plan, telle qu'elle est exprimée dans le titre de ce chapitre, et dont l'objet est *l'amélioration de l'espèce humaine.* Cependant, je me flatte d'être en état de prouver qu'il n'y a dans cette idée rien qui ressemble à une théorie imaginaire et impraticable, et que le perfectionnement et la conservation de l'espèce humaine peuvent être opérés par les mêmes moyens, c'est à dire, par des secours donnés à propos aux mères, et par des encouragemens convenables.

J'ai donné dans le premier chapitre de cet ouvrage quelques idées sur l'attention nécessaire dans le choix réciproque des époux, afin que les enfans qui proviennent d'eux puissent être sains et vigoureux. J'ai regretté en même temps que les impulsions d'une inclination naturelle fussent trop souvent contrariées dans les so-

4

ciétés civilisées par ces deux viles passions, l'avarice et un faux orgueil. J'ai aussi fait remarquer que dans certaines circonstances les mariages avoient été défendus par les législateurs de différens pays; et quoiqu'il fût difficile d'établir et de faire exécuter un système régulier de lois qui régleroient l'union des sexes; quoique ces sortes de restrictions légales fussent incompatibles avec la liberté des individus dans un gouvernement libre comme le nôtre, cependant tout Etat a du moins le pouvoir d'encourager l'éducation de beaux enfans, en accordant des récompenses et des pensions aux mères, récompenses qui seroient proportionnées à l'âge, au nombre et à l'état de santé de leurs enfans. L'espoir d'une récompense généreuse et honorable à la fin de chaque année, engageroit les mères à employer toute leur adresse, à ne négliger aucun effort pour élever une famille saine et nombreuse. Il en résulteroit une émulation générale; et dans la lutte vertueuse qui s'éleveroit entre les mères, ce seroit à qui auroit les plus beaux enfans. Le nom de Cornélie, cette fameuse mère romaine, ne resteroit plus seul dans les fastes de l'affection maternelle; et les femmes anglaises, lorsqu'on leur demanderoit à voir leurs joyaux ou leurs plus beaux ornemens, ouvriroient l'appartement de leurs enfans, et présenteroient à l'admiration du spectateur étonné la plus charmante famille.

Et que l'on ne m'objecte pas frivolement qu'une bonne mère n'a pas besoin d'autre aiguillon que l'affection naturelle pour avoir soin de son enfant ; qu'aucun autre ne peut avoir sur elle un effet aussi puissant. Les femmes indigentes sont forcées par la misère à négliger leurs enfans pour pouvoir gagner un morceau de pain. Leur situation exige donc des secours actuels et l'assurance d'une récompense future, non pas simplement pour les encourager, mais dans le fait pour les mettre en état de donner plus de temps et d'attention à cet objet important. Je dois donc affirmer de nouveau qu'il est impossible d'employer une portion des revenus publics et des contributions volontaires de charité, à rien de plus utile que seroit l'établissement d'un fonds de secours et d'un encouragement pour ces mères. Les heureux effets de ce plan surpasseroient de beaucoup tout ce qu'on peut imaginer ou calculer. La population du pays s'augmenteroit avec une inconcevable rapidité. Au lieu de nains, d'êtres difformes ou infirmes qu'enlève une mort prématurée, la nouvelle génération se distingueroit par sa santé, sa beauté, sa vigueur; et bientôt il s'éleveroit une race d'hommes robustes et courageux, qui paieroient, avec usure, par les services qu'ils rendroient à l'Etat, les sommes employées pour les faire nourrir et élever. Je ne connois pas une seule institution sur la terre qui pût réunir, d'une manière plus heureuse, l'humanité avec une politique éclairée.

On a éprouvé l'effet des primes dans un grand nombre de cas. Tels, par exemple, que la culture du chanvre, du lin, des pommes de terre, et de divers autres végétaux, le plantage des arbres, l'éducation et le perfectionnement des troupeaux. Ne doit-on pas s'étonner avec justice qu'on n'ait jamais rien essayé dans ce genre pour l'amélioration des qualités physiques et morales des individus de l'espèce humaine ? La plante la plus délicate n'est pas, nous le savons, plus susceptible d'altérer sa forme ou sa figure quelconque que l'homme ne l'est dans son enfance. Nous n'ignorons pas que la figure et la force de celui-ci pourroient gagner en mieux aussi-bien que celle de tout autre animal, si l'on vouloit employer des méthodes convenables pour arriver à un but aussi desirable. Cependant l'amélioration de l'espèce humaine est seule négligée, tandis que tous les efforts de l'esprit sont employés, toutes les ressources qu'offre la richesse sont épuisées en essais pour perfectionner les races des chevaux, des bœufs et des moutons! Je n'ai jamais rencontré qu'un seul homme qui se soit occupé sérieusement de cet objet. Son plan auroit été bon, s'il avoit eu des moyens suffisans pour le mettre à exécution. Il proposoit d'acheter une petite île, et d'y établir autant d'habitans des deux sexes qu'elle en pourroit nourrir avec aisance. Il auroit eu la surintendance de leur régime diététique, de leurs occupations, de leurs mariages, et de la conduite de leurs enfans, afin de s'assurer par l'expérience du point auquel le perfectionnement de la race humaine peut être porté. Ce projet étoit digne d'un esprit éclairé. Si tous les propriétaires du royaume pensoient comme la personne dont il est ici question, si nos campagnards titrés (country squires) en particulier pouvoient être engagés à donner la moitié autant d'attention aux races humaines qu'à celles de leurs chiens, de leurs chevaux et de leurs bestiaux, les progrès de l'espèce humaine vers la perfection deviendroient plus rapides et plus étonnans que l'abâtardissement dont on se plaint si constamment d'âge en âge.

Mais cette amélioration progressive de l'homme ne se borneroit pas au physique seulement, elle s'étendroit encore au moral. Tout ce qui se fait de grand et de bon dans l'âge mûr est l'effet nécessaire des premières impressions; et qui peut donner ces premières impressions, si ce n'est les mères qui sont les plus intéressées dans les conséquences? Leurs instructions, leurs exemples ont une influence durable, et sont plus propres à former les mœurs que toute l'éloquence de la chaire, les efforts des précepteurs, ou le pouvoir coërcitif des magistrats civils, qui peuvent bien punir les crimes, mais non pas faire germer les vertus. Si celles-ci ne sont pas semées dans l'enfance, elles n'auront jamais de racines profondes; et par-tout où elles ne croîtront pas, on verra lever tous les vices avec la plus funeste vigueur.

En considérant cet objet sous ce point de vue, il me seroit facile de trouver des milliers d'argumens pour prouver de plus en plus l'importance politique du plan que j'ai indiqué. Mais la seule intention que j'aie eue a été de montrer que la santé, l'accroissement, la beauté et la vigueur du corps devoient être le résultat le plus probable des soins bien dirigés et convenablement encouragés, des mères pour l'éducation physique de leurs enfans. D'autres auteurs ont traité, avec étendue, de la culture du cœur et de l'esprit, et tous ont reconnu que la première et la principale partie de cette culture étoit du domaine des mères. L'écrivain éloquent que j'ai souvent cité, et qui a pris quelques peines pour éclaircir ce point, soutient, avec beaucoup de justesse, que si la partie de l'éducation du premier âge qui nous importe le plus, avoit été dévolue aux pères, l'Auteur de la nature leur auroit donné du lait pour la nourriture de leurs enfans. C'est dans la même opinion que j'ai adressé aux femmes les avis que contient ce petit ouvrage; et comme Rousseau a très ingénieusement comparé l'homme dans sa première jeunesse à un arbrisseau exposé, sur le grand chemin de la vie, à une infinité d'accidens, je me joins à lui pour conjurer la mère tendre et prévoyante de préserver l'arbrisseau naissant du choc des opinions humaines, et pour lui crier, en me servant des mêmes paroles : « Cultivez, arrosez la jeune plante avant qu'elle meure : ses fruits feront un jour vos délices. Formez de bonne heure une enceinte autour de l'ame de votre enfant : un autre en peut marquer le circuit, mais vous seule y devez poser la barrière.

FIN.

APPENDIX.

———

Lorsque je commençai à m'occuper de la première éducation des enfans, une brochure publiée sur ce sujet par feu le docteur Cadogan me tomba entre les mains. Je la lus avec beaucoup de plaisir, mais bientôt après je la perdis : et quoique je l'aie cherchée depuis pendant plus de quarante ans, ce n'est que tout récemment que j'en ai enfin découvert un exemplaire, ce qui me fait supposer qu'elle n'est plus dans le commerce. Desirant de conserver un morceau aussi précieux, j'en vais insérer la principale partie dans cet Appendix. Ce fragment ajoutera, je l'espère, à l'utilité de mon ouvrage, et servira à donner plus de poids à mon opinion sur la manière dont les mères doivent se conduire.

« Le soin d'allaiter et d'élever les enfans, dit l'ingénieux écrivain que je transcris, a, suivant moi, été trop long temps malheureusement abandonné à des femmes auxquelles on ne peut pas supposer les connoissances né-

cessaires pour bien remplir cette tâche importante, quoiqu'elles la regardent comme étant
proprement de leur domaine. Les connoissances dont je veux parler ici sont des connoissances philosophiques de la nature, qui ne
peuvent s'acquérir que par l'expérience et des
observations éclairées, et dont par conséquent
les ignorans ne sont pas susceptibles. Ces femmes
se prévalent de l'exemple de leurs bisaïeules,
lesquelles, dans des temps dépourvus de lumière, avoient été instruites par des médecins
qui étoient dans l'erreur sur beaucoup de
points, ainsi que le démontrent nos découvertes modernes. Leurs raisonnemens hypo-
thétiques les conduisoient à des opinions bizarres; et en s'égarant de la manière la plus étrange,
ils trompoient le peuple, en lui faisant croire
qu'il existoit je ne sais quelles vertus extraordinaires et inconcevables dans telle ou telle
herbe, telle ou telle racine, telle ou telle
drogue, et même dans certaines cérémonies
ou pratiques superstitieuses : idées qui, n'ayant
aucun fondement naturel, ne peuvent être regardées que comme l'effet de l'ignorance, ou
comme des moyens employés, par des charlatans adroits, pour en imposer à la crédulité.
La médecine a fait des progrès considérables

depuis cent ans. En observant, en suivant la nature avec plus de soin, on a fait plusieurs découvertes utiles qui ont aidé à rendre raison, d'une manière simple, de choses qui sembloient auparavant mystérieuses et magiques, et qui ont par conséquent rendu la pratique de l'art plus conforme au bon sens et à la raison. Cela étant ainsi, il y a tout lieu de craindre que les nourrices qui conservent encore un grand nombre de ces préjugés traditionels, ne se trompent essentiellement dans leur méthode de conduire les enfans en général, et qu'imaginant que la nature a laissé beaucoup à faire à leurs soins et à leur adresse, elles ne fassent souvent beaucoup de mal avec l'intention de faire du bien. C'est ce dont je veux essayer de les convaincre en leur montrant la manière dont j'imagine que les enfans doivent être vêtus et nourris, et comment, en général, ils doivent être traités. Ma méthode, à moi, tend à épargner beaucoup de soins aux nourrices, tandis que les enfans y trouveront infiniment plus d'aisance, d'agrément et de sûreté.

. . . .

» Lorsqu'un écrivain prend sur lui de contredire des opinions reçues et des préjugés consacrés par le temps, on a droit d'attendre qu'il

x

donnera des preuves évidentes de ce qu'il avance. J'ai dit qu'en général le traitement des enfans est mauvais, contraire à la raison et à la nature. C'est une vérité que démontre, en grande partie, la seule inspection de nos familles du premier rang, composées la plupart d'hommes foibles et valétudinaires, rendus tels par le vice de leur première éducation, et par les mauvaises habitudes qu'ils ont contractées dans l'enfance. Mais pour en être pleinement convaincu, on n'a qu'à ouvrir les registres de mortalité : là on verra que près de la moitié des noms qui remplissent ces listes funèbres appartiennent à des enfans morts avant leur cinquième année : de sorte que la moitié des individus qui viennent au monde, périt avant d'avoir pu y être d'aucune utilité, et sans avoir joui de la vie. C'est un fait qui me paroît mériter la plus sérieuse attention, et pourtant. je ne sache pas qu'aucun homme de sens et à vues générales s'en soit occupé (1), malgré la maxime qui est dans la bouche de tout le monde, qu'une population très nombreuse fait la plus grande force et le meilleur appui d'un Etat. La méthode

---

(1) Il faut se souvenir que ceci a été écrit il y a plus de cinquante ans.

fâcheuse à laquelle je crois devoir attribuer une
grande partie du mal est trop commune et trop
manifeste pour fixer l'attention des hommes
frivoles, ou des esprits spéculatifs qui ne s'inté-
ressent qu'à ce qui est rare et recherché. Quant
à la classe laborieuse, elle n'est jamais frappée
par ce qu'elle voit tous les jours, lorsque son
intérêt immédiat ne semble pas en dépendre.
Elle se résigne, sans examen, à un mal qu'elle
croit inséparable de la nature. Mais dans le cas
actuel où le mal ne vient que des erreurs de
conduite, et peut être susceptible de remède,
il est ridicule de l'attribuer à la nature, et de
supposer que les enfans sont plus sujets aux
maladies et à la mort que les grandes personnes.
Ils supportent au contraire beaucoup mieux
la douleur et les maladies, sur-tout les fièvres,
et cela par la même raison qui fait qu'un foible
roseau souffre moins de la tempête qu'un chêne
vigoureux. Tout le monde sait que la petite
vérole, par exemple, leur est bien moins souvent funeste qu'aux adultes. Voyez les autres
productions de la nature, elles sont d'autant
plus vigoureuses, leur état est d'autant plus
florissant qu'elles ont quitté depuis moins de
temps la matrice qui les contenoit. Il est vrai
que dans leur jeunesse elles sont plus sensibles

2

aux accidens , mais aussi les accidens seuls peuvent les détruire. Vit-on jamais un agneau, un oiseau ou un arbre périr parce qu'il étoit jeune? Ils sont sous la tutelle immédiate de la nature qui ne s'égare point : c'est pourquoi on les voit prospérer. Les mères , les nourrices ne devroient-elles donc pas non seulement défendre avec attention les enfans de tout mal, mais encore se bien assurer si les soins mêmes qu'elles leur donnent ne sont pas le plus grand mal que les innocentes créatures puissent recevoir?

» Dans les classes inférieures de la société , principalement à la campagne, les maladies et la mortalité sont moins fréquentes, tant chez les adultes que chez leurs enfans. La santé et la fécondité sont le partage du pauvre , c'est-à-dire, de celui qui travaille. Le manque de superfluités le retient davantage dans les limites de la nature; il jouit de biens auxquels il n'est pas sensible, et dont il ignore la cause. La mère qui n'a que des haillons pour couvrir à moitié son enfant , et qui peut à peine lui procurer d'autre nourriture que le lait de son sein, le voit s'élever sain et robuste, et bientôt en état de pourvoir lui-même à sa subsistance, tandis que foible et dégénéré, l'héritier d'une famille riche dont il est la seule espérance, traîne une vie languissante, étouffé sous le poids de ses vêtemens recherchés, détestant, repoussant les mets délicats qu'on lui prodigue, jusqu'à ce qu'enfin il meure victime de la tendresse et des soins mal entendus de ses parens. Ma pratique m'a fréquemment offert des exemples frappans de cette dernière espèce; et j'ai entendu souvent des mères dire avec inquiétude: *le pauvre enfant n'a pas un seul jour de santé; il rejette tout ce qu'il prend, et il ne cesse de crier.* Les causes de ces vomissemens, de ces cris, auxquels on ne fait pas assez attention, ne sont pas équivoques. N'est-il pas évident que si un enfant décharge son estomac plusieurs fois par jour, c'est qu'il a été surchargé, et que si la gêne qu'il éprouve dans des vêtemens trop serrés, le fait crier, c'est que ces vêtemens le blessent? Tant que dure sa force naturelle (car tout enfant naît avec plus de vigueur qu'on ne le croit communément) il se plaint et crie jusqu'à ce qu'il se soit débarrassé du poids qui surcharge son estomac; mais il acquiert de l'embonpoint, c'est-à-dire, qu'il devient très gras, bouffi, et enflé outre mesure, semblable à un agneau qu'on engraisse; mais peu à peu la même cause subsistant, ses forces s'épuisent, et il n'en a plus assez pour rendre les alimens surabondans qu'il a pris. Incapable alors de crier, il languit et paroît tranquille : malheureusement son mal est inconnu, et l'on continue à l'étouffer dans son maillot, et à le gorger de nourriture, jusqu'à ce qu'après avoir été tourmenté de coliques, de médecines, etc. il succombe sous le double fardeau, et périt dans quelque attaque de convulsion, exempt du moins de toute souffrance ultérieure. L'agneau auquel je l'ai comparé auroit le même sort, s'il n'étoit pas immolé dès qu'on l'a tout à fait engraissé.

» Il semble qu'il ne devroit pas être besoin d'autres preuves du vice de la manière actuelle d'élever les enfans, que les accidens nombreux qui l'accompagnent, la mortalité d'une si grande quantité de ces innocentes créatures, et l'état valétudinaire de ceux qui survivent......

» ..... En général on surcharge les enfans de vêtemens et de nourriture, et ils ne sont ni vêtus, ni nourris convenablement : c'est à ces deux causes que j'attribue presque toutes leurs maladies. Je veux entrer à cet égard dans quelques détails. Une première et grande erreur que l'on commet, vient de l'idée qu'un enfant ne sauroit être tenu trop chaudement :

en conséquence de ce préjugé on l'étouffe à force de langes, de drapeaux, de brassières, de corsets, etc. qui, réunis, pèsent presque autant que lui, de sorte qu'il ne se passe pas un mois avant que l'enfant devienne assez délicat, assez frileux, pour ne pouvoir pas supporter l'air extérieur; et si par hasard on oublie de fermer assez vîte, soit une porte, soit une fenêtre de l'appartement étouffé où se trouve la mère, l'air frais qui s'y introduit occasionne quelquefois à elle et à son enfant un catarre incurable. Ce qu'il y a de pis, c'est qu'à la fin du premier mois, si les choses semblent bien aller, on transporte le malheureux enfant, qu'on peut comparer à une plante de serre chaude, dans la campagne, pour y être nourri dans quelque chaumière ouverte à tous les vents, et exposée à toutes les intempéries des saisons. Faut-il s'étonner si par la suite on ne le voit plus prospérer? On devroit savoir qu'un enfant ne peut être tenu à un air trop frais, ni vêtu trop à l'aise; il a moins besoin d'être très couvert qu'une grande personne, ayant naturellement plus de chaleur, comme on peut s'en convaincre au moyen du thermo-mètre, et il supporteroit en conséquence mieux que quelque adulte que ce soit la rigueur d'une nuit d'hyver. Il y a beaucoup d'exemples, tant anciens que modernes, d'enfans exposés et abandonnés, qui ont vécu pendant plusieurs jours. C'étoit la coutume dans l'antiquité et chez différens peuples, d'exposer tous ceux dont les parens ne vouloient pas avoir la charge, ceux qui étoient nés difformes, ou sous de mauvaises étoiles. L'on sait aussi combien d'enfans trouvés on relève dans les rues de Londres : ces exemples peuvent servir à faire voir que la nature a donné aux enfans la force de supporter même de très grands maux, lorsque les soins mal entendus de leurs nourrices ne les ont pas encore rendus foibles et valétudinaires. Le mal que font le poids et la chaleur des vêtemens n'est pas le seul qu'ils occasionnent. Ils sont si étroits, les enfans y sont tellement gênés, que leurs viscères n'ont pas la place nécessaire pour faire leurs fonctions, ni leurs membres la liberté de se mouvoir avec l'aisance convenable. Il en résulte des suites très funestes ; car des membres dont on ne fait pas usage ne peuvent jamais être forts, et des corps aussi tendres ne sont pas capables de souffrir une compression considérable ; la circulation que celle-ci gêne dans quelque partie, doit produire dans d'autres des protubérances contre nature, d'autant plus que les fibres des enfans se distendent avec une extrême facilité. C'est de cette cause, sans doute, que proviennent la plupart des difformités que l'on rencontre si fréquemment, principalement parmi les femmes, qui, à cet égard, sont encore plus maltraitées que les hommes.

» Si les nourrices étoient susceptibles de faire des observations justes, elles pourroient voir et remarquer le contentement particulier qu'éprouve un enfant qu'on vient de déshabiller, et qu'il témoigne avec toute l'énergie dont il est capable. Combien cette liberté lui est agréable ! comme il jouit avec délices du peu de minutes pendant lesquelles on lui laisse le libre usage de ses jambes et de ses bras ! Mais son bonheur est de courte durée, et bientôt, malgré ses cris et ses gémissemens, on le remet dans son maillot.

» Le vêtement suivant est celui que je crois devoir conseiller pour les enfans : un petit corsage de flanelle, sans manche, fait pour aller à sa taille, et pour être attaché un peu lâche par derrière, et auquel on coudra un cotillon; par dessus ce premier vêtement, une espèce de robe de la même étoffe, ou de toute

autre étoffe claire, légère et souple. Le cotillon doit être un peu plus court que l'enfant,
la robe de quelques pouces plus longue. Il ne
faut sur la tête qu'un seul bonnet qu'on peut
doubler, si l'on craint qu'il ne soit pas assez
chaud : ce que j'entends dire, c'est qu'il faut
que la coiffure soit faite de manière qu'on
puisse la poser tout à la fois, sans attacher,
sans serrer la tête. Il n'y a rien à changer à
l'usage quant au linge. Je regarde ce vêtement
comme tout à fait suffisant pendant le jour.
Il faut rejeter tous ces langes, ces bandages,
ces corsets, et ces autres inventions si ridicu-
lement employées pour renfermer la tête, ou
pour soutenir le corps : comme si la nature,
la prévoyante nature avoit formé son principal ouvrage, l'homme, et l'avoit fini avec
si peu de soin qu'il eût besoin de ces vains secours pour devenir parfait ! Les bas et les souliers gênent les enfans sans aucune utilité, indépendamment de ce qu'ils tiennent leurs jambes humides et mal-propres, à moins qu'on ne
les change à toute heure. Il arrive souvent
aussi que les souliers serrent et blessent leurs
pieds. Un enfant se tiendroit beaucoup mieux
et apprendroit infiniment plutôt à marcher sans
eux. Je ne crois pas qu'ils puissent en avoir

besoin avant le temps où ils sortent et courent
dans la boue. Pendant la nuit, une chemise de
flanelle claire, large et aisée suffit aux enfans.
On la met, on l'ôte sans peine, sans les tour-
menter. Ils y jouissent du libre usage de leurs
membres et de leurs facultés qui se développent
ainsi bien plus vîte. La liberté que leur laisse
ce simple et agréable vêtement, est cause qu'ils
sont toujours gais et contens. Je voudrois qu'on
l'employât dès le moment de leur naissance,
et qu'on ne le quittât, pour leur en faire prendre un plus élégant, plus conforme à la mode,
qu'à la fin de leur troisième année. Mais je desirerois que l'on renonçât entièrement à l'usage
des corps, non pas tant parce que je ne trouve
aucune beauté réelle dans une taille en pain de
sucre, que parce que je crains qu'on ne se
procure souvent cette forme qu'aux dépens de
la santé et de la vigueur du corps. Il existe une
opinion assez bizarre à l'occasion du linge blanc
qu'on donne aux enfans, et de la propreté dans
laquelle on peut les entretenir. Quelques personnes imaginent que le linge blanc et les vêtemens qui ont été lavés attirent les sucs nourriciers, et s'en chargent aux dépens de la force
des petites créatures. Pour moi, je ne vois pas
qu'ils fassent autre chose que s'imbiber d'une

partie de l'humeur qui s'échappe de leurs corps. Mais quand le préjugé seroit fondé, cette propriété du linge blanc seroit encore utile, car on fait toujours prendre trop de nourriture aux enfans. Je pense donc qu'on ne peut les changer trop souvent, et je desirerois qu'on les nettoyât tous les jours. On préviendroit ainsi la mauvaise odeur et la mal-propreté qui non seulement sont dégoûtantes, mais dont l'effet est très nuisible au tempérament délicat de l'enfance.

» Un point beaucoup plus important que le vêtement des enfans, c'est de ne leur donner que des alimens convenables. On doit avoir très grand soin de ne point se tromper sur cet article essentiel, et de ne leur faire prendre que ce qui est salubre et bon pour eux, et en quantité proportionnée à leurs besoins, c'est-à-dire, de ne dépasser en rien la quantité nécessaire à l'entretien de leurs forces et à leur accroissement. Conformons nous, à cet égard, aux indications de la nature. En la suivant au lieu de prétendre la diriger, il est impossible de s'égarer, tandis qu'en ne la prenant pas pour modèle unique de conduite dans la première éducation, l'art ne peut produire que des effets funestes. Dans la manière actuelle de diriger

les femmes en couche, leur lait paroît rarement
avant le troisième jour; de sorte qu'on diroit
que la nature n'a ménagé aucune nourriture à
l'enfant qui vient de naître, et fondé sur cette
apparence, on pourroit croire que le nouveau
né peut s'en passer pendant un jour et demi ou
deux jours : et en effet, si les femmes n'avoient
réellement pas plutôt du lait, ce seroit une
preuve suffisante que les enfans seroient aussi
long temps sans avoir besoin d'aucune nourriture. Il est même certain qu'ils n'en ont pas
immédiatement besoin ; car à leur naissance
leur corps est plein de sang, leur estomac d'excrémens, leur appétit n'est pas éveillé, et leurs
sens ne sont pas développés ; ils demandent
quelque temps d'abstinence et de repos, pour
se remettre des fatigues qu'ils ont éprouvées en
venant au monde, et pour laisser s'établir la
circulation dans les nouveaux canaux où coule
le sang, ce qui leur donne toujours un peu de
fièvre. Quelque étrange que cela puisse paroître, je suis convaincu qu'il vaudroit mieux que
l'enfant fût privé de nourriture pendant tout
le temps dont j'ai parlé, que de prendre celle
qu'on lui donne généralement ; car il dormiroit
la plus grande partie du temps, et lorsque le
lait auroit remonté, éprouvant beaucoup de

besoin, il teteroit avec une ardeur qui est souvent nécessaire, attendu qu'il est rare que le lait coule d'abord facilement. Mais ce n'est qu'une fausse apparence qui peut faire croire que la nature n'a pris aucune précaution pour que l'enfant eût de la nourriture préparée pour ces premiers temps. Elle n'a pas voulu qu'il s'en passât alors, et ne nous a pas laissé la charge d'y pourvoir artificiellement; et si ses vues sont contrariées, s'il s'élève des difficultés, la faute en est entièrement à notre mauvaise conduite. Dès que l'enfant est au monde on le sépare de sa mère, et on ne le laisse pas teter avant que le lait vienne de lui-même; mais on lui fait prendre quelque aliment extraordinaire, et qui ne sauroit lui convenir, ou bien on lui fait teter quelque autre femme dont le lait coulant avec abondance arrive en trop grande quantité dans la bouche du nouveau né qui ne sait pas encore avaler, et lui donne la toux ou le hoquet, tandis que d'un autre côté la mère qui n'est pas tetée est tourmentée par la surabondance de son lait; d'où il résulte deux grands maux : la santé de l'enfant est altérée, et la vie de la mère en péril, ou au moins son rétablissement se trouve retardé par ce qu'on nomme la fièvre de lait : fièvre que l'on a regardé comme naturelle, mais qui ne l'est réellement pas, étant uniquement occasionnée par cette conduite mal entendue.

» L'expérience m'a convaincu qu'il ne surviendroit pas de fièvre de lait, si l'on se conduisoit comme il faut. On ne doit donner à un enfant nouveau-né aucune nourriture quelconque avant qu'il ait faim, et il est impossible qu'il ait faim immédiatement après sa naissance. Mais dès que le besoin s'annonce, il faut le mettre au sein de la mère ; après un petit nombre d'essais, il tetera avec assez de force pour attirer peu à peu le lait, et le faire couler en quantité proportionnée à ce que demande son estomac, et à la difficulté d'avaler que lui donne le défaut d'usage. De cette manière l'enfant se procure la meilleure nourriture possible, en même temps qu'il ouvre un libre passage au lait, et dégage le sein de la mère avant qu'il soit surchargé par un poids trop considérable et dangereux. La fièvre alors ne peut avoir lieu, car ce qui l'occasionne, c'est la distension pénible des veines lactées des seins, lorsqu'on a l'imprudence de l'y laisser accumuler. Afin d'éclaircir davantage ce point, qu'on me permette d'entrer dans quelques détails sur ce qui doit avoir lieu naturellement lorsqu'une femme

jeune et vigoureuse met au monde son premier
enfant, et qu'on n'a pas contrarié les opérations
de la nature par quelque absurde pratique.
Dans ce cas que je choisis de préférence, l'accouchement, qui, en général, est pénible,
seroit peut-être aussi un peu difficile ; mais
peu de minutes après la délivrance, la mère
et l'enfant, s'ils n'avoient éprouvé aucun accident, tomberoient dans un doux sommeil
qui dureroit six ou sept heures, après lequel
ils s'éveilleroient, la première reposée et
rafraîchie, si on ne lui auroit pas imprudemment fait prendre quelques-uns de ces
opiats qui sont de vrais poisons, et le second
avec le besoin de prendre de la nourriture.
Alors il convient de donner à la mère un
bouillon léger avec un peu de pain, ou toute
autre nourriture de facile digestion, et de
mettre ensuite immédiatement l'enfant au sein.
En une heure ou deux le lait doit infailliblement couler ; et si l'on ne donne rien autre
chose à l'enfant, il s'élevera sain et robuste,
tandis que la mère sera parfaitement rétablie
en peu de jours. Tel est le cours constant de
la nature auquel on fait très peu d'attention,
et sur lequel on ne se règle jamais : l'usage
général au contraire est, aussitôt qu'un enfant

est né , de lui faire avaler de force , soit un morceau de beurre et de sucre , soit de l'huile, de la panade , ou quelque autre chose aussi mauvaise pour lui : et c'est ainsi qu'en prenant une fausse route, on met dès la première heure l'enfant en danger de tomber malade. Dans quelques endroits on est dans l'usage de faire avaler au nouveau né un petit morceau de cochon de lait, dans l'idée, à ce qu'il paroît, de l'empêcher d'être marqué par suite des *envies* de la mère. On a débité , on a cru beaucoup de sottises relativement aux *envies* des femmes ; elles sont aussi fausses que contraires à la nature. Il seroit à desirer que cette matière fût un peu mieux approfondie pour l'honneur du sexe auquel on attribue un grand nombre d'imperfections dont je suis persuadé qu'il est exempt.

» On me demandera peut-être ce qu'il faut faire avec un enfant né malade, qui, au lieu de dormir , ne cesse de crier dès qu'il est au monde, et ne peut que très difficilement être calmé, quelques moyens que l'on emploie? La première chose que je recommande, c'est d'avoir grand soin qu'il ne soit pas gêné dans ses vêtemens, ou plutôt que son seul vêtement soit une flanelle, dans lequel on l'enveloppe sans le serrer; et si malgré cette précaution il continue à crier, il faut le mettre au sein de la mère. Alors il peut arriver qu'il attire immédiatement le lait, et ce seroit pour lui le meilleur remède dans cette circonstance; ou, s'il ne le fait pas couler, il est possible qu'il s'appaise en tenant le sein. Il n'est pas douteux qu'il ne soit infiniment préférable de le calmer sans nourriture quelconque, qu'en lui en faisant prendre : n'est-il pas absurde en effet de donner des alimens à un enfant parce qu'il est malade ? on peut ainsi l'empêcher de crier pendant quelque temps, mais à coup sûr on empire son état. Il peut arriver quelquefois que l'enfant soit si malade qu'il ne veuille pas même prendre le sein ; dans ce cas, qui doit être très rare, on lui fera prendre d'heure en heure, et jusqu'à ce qu'elle opère, un peu de la potion dont je donnerai plus loin la recette, et qui est destinée aux enfans qu'on est obligé de nourrir sans les faire teter. On essaiera ensuite de lui faire teter la mère, dont le lait est à la fois pour lui le meilleur des remèdes et des alimens.

» Lorsque la mère nourrit elle-même son enfant, ce qui, à peu d'exceptions près, est toujours préférable pour l'un et pour l'autre,

le lait qu'elle lui donne a des qualités si salutaires, si appropriées à son état, toutefois
si c'est une femme modérée, et qui prenne
de l'exercice, qu'il est presque impossible qu'il
ne profite pas ; et dans la plupart des maladies
nerveuses hystériques, la mère qui avant ses
couches étoit foible et valétudinaire, rétablit,
en nourrissant, sa santé ainsi que celle de son
enfant. Je pense en conséquence que toute
femme en état de nourrir, dont le lait n'est
pas évidemment détourné de son cours, ou
vicié, doit allaiter elle-même son enfant. Il
m'est démontré qu'en détournant le lait dont
la plupart des jeunes femmes ont une grande
abondance, on occasionne des effets funestes :
on met ainsi quelquefois la vie en danger, et
très souvent on seme le germe de maladies
incurables. Les raisons que l'on donne de cet
usage sont très frivoles, et fondées sur de faux
principes. Quelques femmes, dit-on, sont trop
foibles pour fournir aux besoins de leur enfant, et ne peuvent le faire qu'aux dépens de
leur propre substance. C'est une grande erreur,
car la cause la plus générale de la plupart des
maladies n'est pas, comme on le suppose dans
ce cas-ci, le défaut de nourriture, mais au
contraire trop de plénitude, une trop grande

redondance d'humeurs : bonnes dans le principe, mais étant en plus grande quantité que le corps n'en sauroit consumer ou employer, elles croupissent, s'altèrent ; leur masse entière se corrompt, et produit un grand nombre de maladies. C'est ce que confirme la pratique générale des médecins, qui appliquent des vésicatoires, font des cautères, des sétons, etc. afin de donner une issue aux humeurs surabondantes. Je voudrois qu'on examinât sérieusement si, en rejetant dans la masse des humeurs un poids aussi considérable qu'est le premier lait de la femme, on ne s'expose pas à rendre ses maux incurables, au lieu de remédier à la foiblesse de sa constitution. Le premier lait de la mère est purgatif, et fait évacuer à l'enfant les excrémens accumulés dans ses intestins ; on ne peut donc pas l'en priver sans lui faire un mal évident. Peu à peu ses propriétés changent ; il devient moins purgatif et plus nourrissant. C'est en même temps pour l'enfant le meilleur aliment, celui qu'il aime le mieux, et le seul qu'on devroit lui donner pendant quelque temps. Si j'en étois cru, aucun enfant ne prendroit de potion quelconque avant d'avoir teté la mère, et le lait de celle-ci seroit sa seule nourriture au moins pendant les trois premiers mois : car il ne peut que difficilement digérer plutôt d'autres alimens. J'ai vu des enfans beaux et pleins de vigueur, qui pendant dix mois ou un an avoient été nourris uniquement avec le lait de la mère. C'est ce que la nature semble prescrire en ne leur donnant des dents qu'environ à cette époque. Il est rare que la mère n'ait pas assez de lait pour son premier enfant, et quelquefois elle en a plus qu'il n'en peut teter. La main bienfaisante de la Providence, toujours prévoyante et jamais avare, le fait couler abondamment du sein où il s'élabore. Avant donc de donner à l'enfant une nourriture plus substantielle, il faut attendre que la nature le demande : le besoin doit toujours se faire sentir avant qu'on songe à le satisfaire, non seulement dans les soins journaliers, mais aussi dans les changemens de régime qu'exigent le développement et l'accroissement des forces. C'est à quoi on n'a jamais d'égard ni dans l'un, ni dans l'autre cas, et c'est une des plus grandes fautes de toutes les nourrices. La nature, non contrariée, conduiroit ainsi tout avec sagesse et succès ; et il semble que les seuls soins qu'elle ait abandonnés à la nourrice, consistent à tenir l'en-

3

fant propre et tranquille, à lui faire prendre de l'exercice en le remuant doucement, à jouer avec lui, et à l'entretenir en bonne humeur.

» Lorsque le temps est venu où l'enfant a besoin d'une nourriture plus solide, nous devons chercher celle qui lui convient le mieux, et ne lui en donner que la quantité nécessaire. Ce qui prouve évidemment que l'on se trompe beaucoup sur la nature et la quantité des alimens qu'on est dans l'usage de donner aux enfans, c'est qu'ils les rendent malades; car, suivant moi, il est impossible d'attribuer raisonnablement à une autre cause les neuf dixièmes de leurs maladies. A l'égard de la quantité, l'erreur la plus ridicule a prévalu dans la pratique ordinaire; car on suppose généralement que toutes les fois qu'un enfant crie, il a besoin de nourriture; et en conséquence on lui en donne dix ou douze fois dans les vingt-quatre heures, quelquefois plus souvent : erreur si évidente qu'il est étonnant qu'on ait pu l'adopter. Si l'on examinoit avec soin et jugement les besoins et les actions d'un enfant, on verroit qu'il ne crie jamais que parce qu'il souffre ; mais le premier sentiment de la faim n'est pas accompagné de douleur; et un enfant (je parle ici d'un enfant très jeune) annoncera par mille autres signes le besoin de

nourriture qu'il éprouve, avant d'en demander
par ses cris. S'il est sain et que ses vêtemens ne
le gênent pas, à peine l'entendra-t-on crier
quelquefois. Les signes, les mouvemens dont
je parle ne peuvent rarement être observés dans
l'état actuel des choses, parce qu'il arrive rarement qu'on laisse les enfans avoir faim. Mais
dans le petit, très petit nombre de ceux que j'ai
eu le plaisir de voir nourris raisonnablement,
auxquels on ne donnoit à teter que deux ou
trois fois dans les vingt-quatre heures, et qui
pourtant jouissoient d'une santé parfaite, et
étoient vifs et gais, j'ai toujours remarqué ces
signes. Ils étoient aussi faciles à comprendre
que si les enfans avoient parlé.

» Les alimens que l'on donne aux enfans
sont souvent de mauvaise qualité, ou mal préparés. Leurs bouillies, leurs panades, leurs
gruaux, etc. sont en général assaisonnés avec
des épices, du sucre, quelquefois même avec
du vin, toutes choses dont ils ne devroient
jamais goûter : aucune d'elles ne nous est nécessaire ; le luxe seul en a introduit l'usage, et
elles ne sont propres qu'à détruire la santé des
hommes. Quant aux enfans, il ne suffit pas
que leur nourriture soit simple, il faut aussi
qu'elle soit légère. Beaucoup de personnes se

trompent dans l'idée qu'elles se forment de ce qui est léger; elles croient que la plupart des pâtisseries, des *poudings*, etc. ont cette qualité, c'est-à-dire, sont de facile digestion; tandis que rien n'est plus lourd dans ce sens que la farine non fermentée et les œufs durcis qui sont les principaux ingrédiens de ces sortes de préparations. Pour donner une idée claire de ce que j'entends par léger, je dirai que c'est toute substance qui se divise aisément et qui est soluble dans l'eau chaude. Le pain bien fait est la chose la plus légère que je connoisse. Au moyen d'une fermentation suffisante, dans laquelle consiste tout l'art du boulanger, les parties visqueuses de la farine se trouvent assez séparées et atténuées pour donner au pain les qualités dont je parle, et en faire l'aliment le plus convenable pour les petits enfans: le lait de vache est également simple et léger, et par conséquent il est très bon pour eux; mais on le prépare mal; on ne devroit pas le faire bouillir, parce qu'on en altère ainsi le goût et les propriétés; on le rend moins doux, plus épais, plus pesant, et moins propre à se mêler et à s'assimiler au sang. Mais ce en quoi pèche principalement le régime des enfans, c'est qu'il est entièrement végétal, ce qui a l'inconvénient de faire aigrir les alimens dans leur estomac. La première cause, la cause la plus générale de toutes leurs maladies est évidemment cette tendance à l'acide qu'a leur nourriture. Il n'est aucune des préparations végétales que j'ai nommées, qui tenue dans un degré de chaleur égal à celui de l'estomac d'un enfant, ne devînt aigre en très peu d'heures; elles ne conviennent donc nullement pour former la seule nourriture à cet âge. Il faudroit donc qu'une partie du régime eût une tendance contraire. Telle est la chair des animaux disposée à la putréfaction, ce qui est directement l'opposé de l'acide. C'est dans le mélange convenable de ces deux contraires dont les qualités se compensent, que doit se trouver cette salubrité de nourriture que notre organisation semble exiger. Nous sommes en partie des animaux carnivores, et c'est pour cela qu'un enfant ne doit pas être uniquement nourri de végétaux. Le lait de la mère, lorsqu'il est parfaitement bon, paroît offrir ce mélange qui participe le plus convenablement des propriétés animales et végétales, et dont la constitution de l'enfant s'accommode le mieux. Il se change promptement en sang, et ses parties n'ont besoin, pour être divisées, atténuées et adoucies, que du simple mouvement de la circulation. Je conseille donc de faire entrer pour moitié dans le régime des enfans de légers bouillons de viande, dans lesquels on aura fait bouillir un peu de pain ou de riz; ce dernier tend moins à l'acide qu'aucun autre farineux ou préparation végétale. Ces bouillons devroient être préparés avec la viande d'animaux faits, dont les sucs sont plus élaborés, sur-tout s'ils n'ont pas été enfermés pour être engraissés. Le bouillon de la chair d'un jeune bœuf pris à la charrue, fait la soupe la plus saine et du meilleur goût possible. C'est par une raison semblable, je pense, que la chair des animaux sauvages a un goût plus relevé que celle des animaux apprivoisés ou domestiques, et est en conséquence plus agréable au palais des gourmands : mais ceci ne s'entend que des animaux qui vivent d'herbe ou de grain. L'autre partie du régime des enfans peut consister en pain grillé bouilli dans de l'eau et presque sec, et ensuite mêlé avec du lait non bouilli (1).

---

(1) Les boulangers de Londres sont soupçonnés de mettre de l'alun dans leur pain, ce qui seroit très dangereux pour les enfans. On peut employer à la place différentes espèces de biscuits, ou du riz moins susceptible de s'aigrir que le pain commun dont cette propriété doit engager à ne pas trop donner aux

Cet aliment, sans sucre, sans épices, sans autre assaisonnement quelconque, sera parfaitement léger, très sain, et suffisamment nourrissant, assez semblable au lait de vache nouvellement tiré, et ayant de plus la substance et la saveur que le pain y ajoute. Indépendamment du lait qu'il tete, l'enfant à la mamelle doit prendre, mais deux fois par jour seulement, d'autres alimens, savoir, une fois du bouillon, et la seconde fois du lait de vache préparé ainsi que je viens de le dire. Son appétit déterminera la quantité qu'il convient de lui en donner à chaque repas. Il faut que la faim soit satisfaite, mais rien de plus. Les enfans mangent toujours avec avidité, jusqu'à ce qu'ils soient rassasiés. On fait donc très mal de dépasser ce point, et de les gorger jusqu'à ce qu'ils rejettent, comme cela se pratique ordinairement. Il ne faut pas les placer sur le dos pour leur donner à manger, mais les tenir

---

enfans, sur-tout lorsqu'ils ne sont pas vigoureux. Le plus sûr et le mieux, à mon avis, est de ne leur donner aucun autre aliment que le lait de leur mère, au moins pendant les six ou huit premiers mois. Les plus beaux enfans que j'aie connus avoient été nourris de cette manière jusqu'à cet âge.

assis, afin qu'ils puissent avaler aisément, et qu'on puisse mieux s'appercevoir du moment où ils ont assez de nourriture. Lorsqu'ils ont dix mois ou un an, si leur appétit est plus grand et s'ils digèrent bien, on peut leur faire prendre un repas de plus; mais je pense que le nombre de trois repas ne doit pas être dépassé pendant tout le reste de la vie. Suivant moi, on ne devroit rien leur donner, pas même à teter pendant la nuit; on seroit sûr qu'ils auroient faim le matin. C'est ce qu'ils prennent la nuit qui les rend trop gras et bouffis. Lorsqu'on ne les accoutume pas, dès leur naissance, à recevoir de la nourriture pendant ce temps, et qu'on ne les éveille pas pour leur en donner, ils n'en demandent point; et si on les laisse tranquilles, ils contracteront, dans la première semaine, l'habitude de dormir toute ou presque toute la nuit, et ne s'éveilleront guère qu'une ou deux fois pour quelques minutes, lorsqu'ils se sentiront mouillés, et qu'ils auront besoin d'être changés. Leurs repas, et les heures mêmes où on les fait teter, doivent, à mon avis, être réglés et ne pas varier, afin de donner à l'estomac le temps de faire ses fonctions, et à l'appétit celui de revenir. L'enfant se trouveroit bien de cette habitude, et elle lui seroit beaucoup plus agréable que celle de se voir présenter de la nourriture dans toutes les occasions où il fait le moindre cri, la moindre plainte. Cette méthode doit être continuée pendant environ douze mois, époque à laquelle, et non plutôt, on peut le sevrer, ce qui ne doit pas se faire tout à coup, mais insensiblement et par degrés, afin qu'il s'en apperçoive à peine et n'en souffre point. C'est ce à quoi on réussiroit aisément, si on ne le laissoit teter qu'à des heures réglées. Si l'on suivoit à la lettre cette méthode d'éducation, si les enfans étoient tenus proprement, qu'on les agitât d'un mouvement doux et agréable pendant un assez long temps chaque jour, et qu'on leur fît prendre l'air au dehors par tous les temps, je suis convaincu que la plupart d'entre eux se trouveroient, en six ou huit mois, sains et vigoureux, en état de se tenir debout sans assistance, de s'amuser seuls pendant une heure de suite, au grand soulagement de leurs nourrices, et enfin ils apprendroient bientôt à se servir de leurs jambes, et à manger seuls.

» On demandera peut-être si ce que je viens de dire regarde tous les enfans en général, et si ceux qui sont foibles et nés de parens valétudinaires doivent être traités de la même manière : je répondrai, qu'il n'est pas si ordinaire qu'on le croit communément de voir les enfans hériter des maladies de leurs parens ; il y a beaucoup de préjugé dans l'opinion vulgaire ; car les personnes d'une très mauvaise santé ont rarement des enfans, sur-tout lorsque l'infirmité est du côté de la femme ; et ce n'est guère que lorsqu'ils sont déjà avancés en âge, et que la saison de l'amour est à peu près passée, qu'on voit les hommes attaqués de maladies chroniques ; et sûrement il n'est pas naturel que les enfans partagent les infirmités que leurs parens ont contractées par indolence et par intempérance long temps après les avoir mis au monde. Il est rare d'entendre des personnes se plaindre de ces sortes de maladies qu'elles regardent comme héréditaires, avant un certain âge, c'est à dire, avant d'avoir été dans le cas de se les attirer par leurs excès et leurs déréglemens ; elles ne sont pas fâchées alors de rejeter leurs fautes sur leurs parens, et elles se plaignent d'en avoir reçu un mauvais tempérament, lorsque dans le fait elles en ont ruiné un qui étoit très bon. On voit très peu d'enfans attaqués de maladies de famille. Sans doute, quand on en rencontre qui sont infectés des virus scrofuleux ou vénérien, on

peut croire avec fondement que le mal leur
a été transmis. Mais ces cas sont très rares,
en comparaison du grand nombre de ceux
où la maladie est imputée aux parens faussement et sans aucun fondement, tandis qu'elle
a sa vraie cause dans l'inconduite de ceux qui
s'en plaignent, ou dans la mauvaise manière
dont ils ont été élevés, et qui leur a fait contracter de bonne heure des habitudes perni-
cieuses. On peut, dans un sens, regarder
comme héréditaires plusieurs maladies; telles
sont peut-être toutes celles où l'organisation
est vicieuse, et je comprends dans ce nombre
non seulement celles où il y a difformité apparente, mais encore tous les cas où les fibres
et les vaisseaux d'une partie quelconque sont
plus foibles à proportion que ceux du reste
du corps. Alors au moindre excès, soit de
débauche, soit d'exercice, la partie foible est
d'abord attaquée, et entraîne le dérangement
du reste. Ces sortes d'infirmités peuvent avoir
leur source dans celles des parens qui leur
sont analogues, et résulter de la similitude des
parties qui se transmet peut-être, comme la
ressemblance des traits du visage ; mais cependant ces infirmités n'auroient jamais paru
sans une cause immédiate qui les fait déclarer,

je veux dire , sans la violence faite au corps.
La plupart des maladies ont deux causes : la
première est l'état particulier des solides et
des humeurs, qui dispose le corps à recevoir
certaines impulsions, certains virus; la seconde
est l'impulsion , ou le virus lui-même. Or ,
ce que j'ai voulu dire , c'est que quoique l'on
puisse hériter de telle ou telle disposition à
contracter telle ou telle maladie , cependant
il suffit de prévenir la cause immédiate et active de la maladie pour éviter de recueillir les
fruits de ce triste héritage ; et il est beaucoup
de cas où cela peut se faire au moyen d'une
conduite raisonnable , c'est-à-dire, en prenant
de l'exercice, et en ne s'écartant pas des bornes de la tempérance. Quant aux enfans ,
on les préservera par une éducation bien entendue. Au lieu de les élever trop mollement, et
d'affoiblir encore plus , comme on le fait par
les méthodes ordinaires , ceux qui ont eu le
malheur de naître avec ces dispositions physiques, que l'on suive les règles de conduite que
j'ai tracées ; elles offrent , avec le lait d'une
nourrice saine , les meilleurs , les seuls moyens
de remédier au mal , de rétablir par degrés le
tempérament des enfans , et de le rendre sain
et vigoureux ; et une ou deux générations

d'individus raisonnables et modérés suffiroient pour détruire entièrement tout virus, toute infirmité quelconque, sans même excepter les écrouelles et la démence.

» Le plan simple et naturel que j'ai tracé n'est jamais suivi, parce que, dans toutes les conditions, la plupart des mères ne peuvent pas, ou ne veulent pas, prendre la peine d'allaiter leurs enfans, quoique ce ne soit une peine que lorsqu'on ne suit pas une méthode convenable; car si on se conduisoit bien, il n'y auroit réellement que du plaisir, et le plaisir le plus vif, pour toute femme du moins qui consentiroit à sacrifier, pour nourrir son enfant, une partie de la beauté de sa gorge; et c'est même encore un préjugé qui fait croire que le sein se gâte en allaitant. Sa beauté ne diminue que parce qu'il acquiert trop d'embonpoint. La crainte de voir un mari fatigué par les cris de l'enfant ne seroit plus fondée, si celui-ci étoit élevé comme il faut: car alors on le verroit toujours tranquille, de bonne humeur, riant, jouant ou endormi. Un homme de sens ne sauroit avoir (et il faut toujours qu'il en ait d'une façon ou d'une autre) une diversion plus agréable à ses occupations, qu'un enfant tel que celui dont je parle. J'avoue que je n'ai

jamais pu me rendre raison de l'usage où l'on
est généralement d'envoyer les enfans en
nourrice , et de les confier à des femmes qui
ne peuvent avoir, ni autant d'intelligence que
les parens , ni sur-tout autant de tendresse
pour ces innocentes créatures. Je n'explique
pas mieux comment il se fait que des personnes de bon sens et qui ont quelque fortune
puissent craindre de se donner la peine de
veiller sur la santé et le bien-être de leurs enfans, et comment elles sont assez insouciantes
pour les abandonner aux méthodes ordinaires,
sans faire attention que c'est à peu près la
même chose que si elles les livroient à une
mort certaine. L'ancienne coutume de les exposer aux bêtes féroces, ou de les noyer, seroit du moins un moyen plus prompt et moins
inhumain. de s'en débarrasser. Il est pourtant
des parens qui sont bien aises de conserver
leurs enfans, mais qui s'égarent dans les soins
qu'ils en prennent. C'est à ceux-là uniquement
que je m'adresse. Je recommande avec instance
à tout bon père de faire élever son enfant sous
ses propres yeux, et d'employer ce qu'il a de
jugement et de raison pour surveiller et diriger la conduite que l'on tient avec lui ; qu'il
ne permette pas qu'il en soit de la première

éducation de son enfant comme des mystères
de la *bonne déesse* dont les hommes devoient
être exclus.

« Je conseille aussi à toute mère qui peut
le faire, de nourrir elle-même son enfant,
autant pour l'intérêt de celui-ci que pour le
sien propre. Si elle est saine, elle fortifiera sa
santé; et si elle est foible et valétudinaire, il
ne faudra autre chose, presque jamais, pour
la guérir. Elle ne sera pas forcée pour cela de
se renfermer chez elle, ou de cesser ses occupations ordinaires : le plus souvent il suffit
de donner à teter à l'enfant quatre fois dans les
vingt-quatre heures, pourvu qu'on le laisse
chaque fois aussi long-temps qu'il voudra teter
l'un et l'autre sein. Une *bonne* raisonnable et
intelligente peut être chargée du soin de lui
donner d'autre nourriture, et de le garder la
nuit; mais il faut qu'elle se soumette à être dirigée. Le lait d'une nourrice mercenaire ne
peut convenir autant à un enfant que celui
de sa mère ; et quant à la méthode de nourrir
sans donner le sein, je la regarde comme la plus
dangereuse et la moins naturelle de toutes. J'aï
même observé que sur trois enfans élevés de
cette manière, il est rare qu'il en survive un
seul ; et en effet pour bien nourrir ainsi un

enfant, il faudroit avoir plus de connoissance de la nature et de l'économie animale qu'on n'en peut supposer à la meilleure nourrice, et aussi plus de soin et d'attention qu'on n'en donne en général aux enfans : en un mot, il faudroit toute la science d'un médecin habile » ......

Le docteur Cadogan développe ici son opinion sur les précautions nécessaires dans le choix des nourrices, et il entre dans le détail des raisons qui lui font croire que les enfans confiés à ces femmes mercenaires doivent être traités un peu différemment de ceux qui sont élevés suivant le vœu de la nature, c'est-à-dire, allaités par leurs propres mères. Ce n'est pas assez, suivant lui, qu'une nourrice soit propre et bien portante ; il est encore essentiel qu'elle soit d'un âge convenable. « Choisissez de préférence, dit-il, celles qui ont entre vingt et trente ans ; elles ont plus de lait que lorsqu'elles sont plus jeunes, et elles en ont plus et de meilleur que dans un âge plus avancé. Mais ce qui, continue-t-il, est de la plus grande importance, c'est d'avoir attention au temps où elles sont accouchées, et de ne choisir, s'il est possible, que celles dont les couches ne remontent pas à plus de deux ou trois mois ». Il observe, avec raison, que « l'intention de la nature étant que les enfans ne tetent que pendant environ une année, il est rare que le lait de la mère soit bon beaucoup plus long temps ». Et il ajoute, avec plus de justesse encore : « que si un enfant se trouve privé du lait de sa mère, il est évident qu'il faut lui donner celui qui y est le plus semblable ; c'est à dire, le plus nouveau, comme étant le plus approprié, à tous égards, à sa délicatesse et à son organisation » ....

Après avoir censuré une pratique très commune parmi les femmes pauvres qui, lorsqu'elles peuvent se procurer des nourrissons, en allaitent successivement deux ou trois avec le même lait, il continue ainsi : « une nourrice doit être très attentive à son régime ; ce n'est pas assez qu'elle ait de la sobriété, de la tempérance ; il faut encore que sa nourriture consiste en un mélange justement proportionné de substances animales et de végétaux : elle doit faire chaque jour un bon repas composé de viande non salée, de légumes et d'un peu de pain. Pour son déjeûner et son souper, elle fera bien de ne prendre que du lait ou du bouillon léger. Elle peut boire de la petite bière ou du lait coupé avec de l'eau ; mais jamais sous aucun prétexte elle ne doit se permettre ni vin, ni autre boisson de cette nature, bien moins encore aucune espèce de liqueur spiritueuse. Donner de la bière forte à une nourrice, c'est la même chose que si on la faisoit boire à l'enfant, et il est aisé de sentir quelle seroit la conséquence d'une imprudence semblable » . . . . .

Avant d'entrer dans le détail qu'il a promis de donner sur la conduite à suivre à l'égard des enfans confiés à des nourrices mercenaires, cet écrivain aussi sincère que judicieux, rappelle à ses lecteurs que s'il en étoit cru, on ne consulteroit que la nature dans cette première éducation, et qu'on en écarteroit entièrement tout moyen artificiel, toute aide étrangère. « Mais, ajoute-t-il, quand on s'éloigne de cette méthode, il faut alors indispensablement avoir recours à l'art ; et si l'on ne remplit pas très exactement les vues de la nature, il faut avoir du moins assez de connoissances pour ne pas s'égarer tout à fait en la contrariant, comme cela n'arrive que trop souvent. Ce que je veux dire ici, c'est que tout enfant auquel on ne fait pas teter le premier lait de la mère, doit, de quelque manière qu'on le fasse nourrir, être purgé un ou deux jours après sa naissance, et prendre ensuite pendant quelque temps des potions évacuantes ; non pas des doses ordinaires de médecine qui

opèrent tout d'un coup, mais des laxatifs doux
dont on lui donne deux ou trois prises par jour,
afin de lui tenir le ventre libre pendant les neuf
premiers jours, ou même les deux premières
semaines, diminuant insensiblement les doses
du purgatif jusqu'à ce qu'on en cesse tout à fait
l'usage ; en un mot il faut se conduire en admi-
nistrant ce purgatif artificiel de manière à ce
qu'il ressemble autant qu'il est possible au
naturel. Cette précaution est si essentielle, que
lorsqu'elle est négligée, on voit le corps de la
plupart des enfans se couvrir pendant le premier
mois de boutons que les nourrices appellent *la
gourme* : elles regardent cette éruption comme
naturelle, et pensent que les enfans qui en sont
exempts ne jouissent jamais d'une bonne santé.
C'est très vraisemblablement ce qui doit avoir
lieu ; et il vaut mieux que ces humeurs impures
qui deviennent âcres et échauffantes en séjour-
nant trop long temps dans le corps, se dégagent
par la peau, que de ne pas se faire d'issue, ou que
de passer dans la masse du sang, ou de se jeter sur
quelque viscère, et d'y déposer le germe de
maladies sans nombre. Mais tous ces effets ne
viennent que de ce qu'on a négligé dans le
principe la méthode que je conseille. Un enfant
nourri par sa mère n'a pas à craindre d'être

tourmenté par cette humeur, à moins qu'on ne lui fasse prendre beaucoup trop d'alimens, ou qu'il ne soit tenu trop chaudement »......

· La recette suivante est celle du purgatif doux que recommande le docteur Cadogan pour les enfans qui ont été privés du lait salutaire de leurs mères :

« Prenez manne et pulpe de casse, de chacune demi-once : faites dissoudre dans environ trois onces de bouillon léger. Donnez-en à l'enfant la valeur de deux cuillerées trois fois par jour, mais ayant soin de varier les doses suivant leur effet : il faut que ce purgatif produise trois ou quatre selles dans les vingt-quatre-heures ».

Entre autres règles de conduite prescrites par ce médecin expérimenté aux nourrices mercenaires, il leur recommande particulièrement, « de tenir leurs nourrissons éveillés pendant le jour, aussi long temps qu'ils y paroissent disposés, de jouer avec eux, et de les égayer autant qu'elles le peuvent ; de ne point les bercer pour les endormir, ou pour les tenir trop long temps endormis, ce qu'elles ne font jamais que pour épargner leur temps et leur peine, au grand détriment de la santé, de la vigueur et même de l'intelligence des enfans »....

Ici il renvoie à ses premières observations sur les changemens qui doivent être faits par degrés dans le régime des enfans, lorsque le temps est venu où il est nécessaire de leur donner une subsistance plus solide que le lait de la nourrice, et il fait à cette occasion les remarques suivantes:

« On peut donner à un enfant toute espèce de fruits mûrs, soit crus, soit cuits à l'eau ou au four, toutes sortes de racines ou de plantes potagères. Je suis sûr que toutes ces choses sont saines et très bonnes pour eux et pour tout le monde, malgré la fausse opinion où l'on est qu'elles sont venteuses, mauvaise qualité qu'elles n'ont que pour les estomacs très dérangés. On en peut dire autant du lait : cependant il n'est pas d'homme dont le sang ait plus besoin d'être rafraîchi et purifié par l'usage salutaire de cette liqueur que celui dont l'estomac, habitué à ne prendre que des choses échauffantes et de haut goût, semble au premier essai le trouver beaucoup trop froid. Il n'est aucun de ces alimens qui, pris avec modération, ne soient aussi salubres qu'ils sont agréables aux enfans. Quelques personnes peuvent croire qu'ils portent dans l'estomac des œufs qui par la suite produiront des vers: mais, suivant moi , cela est très peu à craindre. Je pense en effet que la plupart des choses que nous buvons et que nous mangeons peuvent également y en introduire; mais ils ne doivent pas éclore dans un corps sain dont toutes les humeurs sont douces et bonnes, et dont toutes les parties remplissent bien leurs fonctions : le fiel en particulier les feroit périr. On a éprouvé que le fiel de bœuf est un vermifuge très bon et très sûr. Je suis persuadé que nous avalons les œufs d'une grande quantité de petits animaux , qui ne peuvent jamais éclore dans notre corps , excepté lorsqu'ils trouvent un nid ou un logement dans le phlegme acide des humeurs viciées de l'estomac ou des intestins. Si ces viscères étoient vidés tous les jours, et si nos alimens de la veille se trouvoient convertis en chyle, et leur résidu entièrement évacué, aucun ver ne pourroit naître ou vivre dans nos entrailles. Aussitôt que les enfans ont des dents, c'est à dire, à six ou huit mois, on peut leur donner, petit à petit, un peu de viande; ils en sont très friands, et même beaucoup plus d'abord que de toutes les sucreries et les pâtisseries avec lesquelles on ne devroit jamais corrompre leur goût ».

Je me suis étendu ailleurs sur les funestes

effets de ces poisons agréables , et j'ose même espérer que les mères tendres et raisonnables auront quelque égard à mon avis. En réformant ce seul point, en renonçant entièrement à faire entrer la pâtisserie dans le régime des enfans, on réussira à prévenir une grande partie des plus dangereuses maladies auxquelles ils soient sujets.

Les remarques précédentes, sur la nourriture convenable aux enfans , conduisent très naturellement le docteur à parler de leurs maladies. Il expose d'abord l'absurdité des erreurs et des préjugés populaires relativement à la dentition. « On a pensé , dit-il , que l'époque où les enfans font les dents est fatale à plusieurs, et cela arrive réellement assez souvent. Mais je suis persuadé qu'on ne doit pas s'en prendre à la nature ; car la dentition n'est pas une maladie , autrement nous ne pourrions pas nous bien porter avant vingt ou vingt-un ans , ou même plus tard , car nous faisons des dents pendant la plus grande partie de ce temps ; et je pense que les dernières qui poussent causent plus de douleur que les autres , les os et les gencives qu'elles doivent percer étant alors plus solides et plus durs. Mais quoique la fièvre, des convulsions ou d'autres symptômes dange-

reux puissent paroître devoir accompagner
cette opération de la nature, on a vu quelquefois des enfans vigoureux faire leurs dents
sans aucun de ces accidens fâcheux, ce qui
doit nous porter à soupçonner qu'ils ne sont
pas naturels, mais qu'il faut plutôt les attribuer à l'effet d'une trop grande plénitude, ou
à ce que les humeurs viciées du corps sont
mises en mouvement par l'irritation que la dent
occasionne en perçant la gencive. Je crois bien
que cela n'arrive jamais sans quelque douleur,
et même peut-être sans un peu de fièvre; mais
si le sang et les humeurs sont parfaitement
purs et exempts de toute acrimonie, et sans
surabondance, la douleur et la fièvre seront
très légères, et se passeront imperceptiblement
sans aucune conséquence funeste. Le principal
but de la méthode que je recommande, est
d'entretenir les humeurs dans cet état; ainsi
donc si elle réussit, les enfans pour lesquels
on la suivra feront leurs dents avec moins de
peine et de danger qu'ils n'en éprouvent généralement pendant ce travail de la nature ».

A l'appui de cette opinion, je puis assurer,
d'après ma propre expérience, que je n'ai
jamais vu la dentition accompagnée d'aucun
accident alarmant, excepté dans les cas de

maladie antérieure, ou d'une conduite mal entendue dans la première éducation. Les fièvres, les convulsions et les autres symptômes dangereux sont toujours, dans des cas semblables, la conséquence d'une extrême plénitude dans le système, de l'état vicié du sang et des humeurs, de quelque foiblesse constitutionnelle, ou d'une grande irritabilité dans le système nerveux. L'usage des hochets de corail ou d'autres substances dures doit aussi, en rendant les gencives calleuses, opposer un autre obstacle à la dentition, et considérablement augmenter la vivacité de la douleur. Mais le texte du docteur Cadogan n'a pas besoin de commentaires ; je vais donc reprendre l'extrait de cet ouvrage estimable.

« J'ai dit, continue-t-il, que la première cause, la cause la plus générale de la plupart des maladies auxquelles les enfans sont sujets, vient de ce que leur nourriture se corrompt et s'aigrit dans leur estomac. Je crois donc qu'on sera bien aise de trouver ici l'indication d'un remède, ou plutôt d'un préservatif aussi simple que certain, lorsqu'il est donné à temps, et à la première apparence que l'acide est prédominant : ce qui est très facile à connoître par la crudité et la couleur blanche ou verte des selles , et par les coliques et le dévoiement qui en sont l'effet. L'usage ordinaire lorsque. ces symptômes paroissent , est d'ordonner les yeux d'écrevisses, ou les poudres de coquilles, qui ont, à la vérité, la propriété de se charger des acidités de l'estomac, mais avec l'inconvénient de rester fixées dans le corps et d'occasionner une constipation très pernicieuse pour les enfans , et qui force à leur donner fréquemment, soit un peu de manne , soit quelque autre purgatif doux pour les faire évacuer. Au lieu donc de ces remèdes , je crois devoir conseiller la magnésie blanche, poudre fine et insipide qui a la double propriété d'absorber les acidités encore mieux que les poudres testacées , et d'être en même temps un purgatif doux qui tient le ventre libre sans trop dévoyer. C'est le seul purgatif alkalin que je connoisse. Nos dispensaires en ont été long temps privés. J'en ai fait usage moi-même, et je les ai fait prendre à d'autres personnes, pour les aigreurs , et j'ai éprouvé que c'est le remède le meilleur et le plus efficace contre cette incommodité. On en donnera aux enfans une ou deux dragmes, par jour qu'on leur fera prendre mêlé à leurs alimens et divisé en plusieurs petites doses , jusqu'à ce que les acidités et les

symptômes qui les accompagnent aient totalement disparu. J'en ai souvent vu des effets
étonnans, même dans des cas où les enfans
étoient déjà très malades par suite de l'existence de l'acide dans leur estomac.

» Il est toujours plus aisé de prévenir que
de guérir les maladies ; et comme ni les enfans,
ni même les grandes personnes ne sont jamais
attaqués tout à coup de maladies chroniques,
la santé déclinant toujours par degrés sensibles,
il n'est pas difficile au médecin d'une habileté
commune d'observer les premiers symptômes
du mal, et d'en prédire les conséquences chez
tous ceux dont il connoît bien la manière de
vivre. Mais les parens et les nourrices, en général, ne sont pas en état de faire ces observations. Je vais donc indiquer quelques signes
et symptômes certains auxquels on peut reconnoître que la santé d'un enfant s'altère,
même avant qu'il paroisse malade. Si l'on néglige ces indices, le mal augmente et va de
pis en pis ; bientôt il se montre avec violence,
et peut devenir incurable, si on n'y porte pas
à temps du remède, et souvent il n'en faudroit
pas d'autre, pour prévenir infailliblement des
conséquences aussi funestes, qu'un léger changement dans le régime et la manière de vivre. »

» L'haleine d'un enfant est la première chose qui indique en lui une tendance à la maladie. Il ne suffit pas qu'elle ne blesse point l'odorat ; il faut qu'elle soit douce et fraîche comme un bouquet de fleurs nouvellement cueillies, ou comme le lait qu'on vient de tirer à une jeune vache qui se nourrit avec les meilleures herbes du printemps ; cela doit avoir lieu, et a lieu en effet chez les enfans qui jouissent d'une parfaite santé, lorsqu'ils s'éveillent le matin, tout comme dans le courant de la journée. Aussitôt donc qu'on s'apperçoit que l'haleine d'un enfant est échauffée ou forte, ou qu'elle sent l'aigre, on peut être assuré que de mauvaises digestions et une surabondance de nourriture ont vicié la masse du sang, et qu'il est temps de songer à y porter remède, et à prévenir les suites qui peuvent résulter de cet état. Diminuez la nourriture de l'enfant, et qu'il ne prenne que du lait, ou du bouillon léger pendant un ou deux jours ; portez-le ou faites-le marcher un peu plus que de coutume au grand air, et faites-lui prendre un peu de magnésie, ou quelque autre remède convenable. Ce n'est pas que je veuille conseiller de contracter l'habitude de lui donner des remèdes ; mais je veux dire qu'un léger purgatif ordonné à propos,

empêchera qu'on ne se trouve dans la nécessité de prescrire plus tard beaucoup de drogues
qui n'auroient pas alors un effet aussi avantageux.

» Si l'on néglige ce premier symptôme qui
annonce que la santé se dérange, l'enfant, au lieu
du sommeil paisible dont il jouit quand il se
porte bien, en aura un rempli d'agitation et
d'inquiétude. Des songes effrayans le poursui-
vront; on l'entendra parler, on le verra tres-
saillir; il cherchera à frapper avec les mains
ou avec les pieds, ou bien il sourira, il rira même
aux éclats, comme cela arrive souvent aux enfans sujets aux coliques. Nos nourrices anglaises prétendent dans ce dernier cas que l'enfant
voit les anges et converse avec eux. Bientôt
succédera la perte de l'appétit et de la fraîcheur; le développement du corps sera arrêté,
les forces diminueront; la toux., l'étisie, ou
bien les coliques, les tranchées, les vers, les convulsions, etc. mille maladies viendront enfin
qui demandent toute la science d'un médecin
habile; et ce sera un grand bonheur, si tous les
efforts de l'art parviennent à rendre une santé
un peu durable à l'innocente créature.

» Il est une chose encore dont j'ai oublié de
faire mention à sa véritable place, et dont en

conséquence je crois devoir parler ici ; c'est du degré d'exercice qui convient aux enfans. Ce point est plus important que tout le reste ; car s'il est négligé, tous les soins que l'on peut prendre pour leur nourriture et leurs vêtemens, n'auront pas le succès qu'on a droit d'en attendre ; tandis qu'un enfant accoutumé, par degrés, à faire beaucoup d'exercice sans se fatiguer, devient capable de souffrir, sans qu'il en résulte rien de funeste pour lui, presque toutes les erreurs que l'ignorance et l'absurdité peuvent commettre dans le choix de ses alimens et de ses habits. On doit donc faire en sorte qu'un enfant s'exerce et marche le plus promptement possible. Celui qui se porte bien peut déjà marcher seul à un an. C'est cet âge que l'on peut appeler l'*ère de sa délivrance*. Cette grande difficulté vaincue, on le verra presque toujours prospérer bien mieux que s'il continuoit à rester entre les bras de sa nourrice, et à ne pouvoir rien faire de lui-même ; et ici je dois relever une grande erreur qui consiste à croire (et cette opinion est très-commune) que c'est un très mauvais usage de faire tenir les enfans foibles sur leurs jambes, sur-tout lorsqu'elles sont un peu tortues ou contournées ; mais quiconque en fera l'expérience, éprouvera

sûrement que des jambes tortues deviendront,
avec le temps, droites et fortes par un fréquent
exercice, tandis que le défaut d'usage les rendra
de plus en plus défectueuses. A mesure que les
forces d'un enfant s'augmentent, il faut rendre
tous les jours ses promenades un peu plus
longues, jusqu'à ce qu'il soit en état de faire
jusqu'à une demi - lieue sans se reposer et sans
se fatiguer : pourvu qu'on le fasse promener
tous les jours, il parviendra aisément à ce point
avant d'entrer dans sa quatrième année. On
devroit obliger les *bonnes* à conduire ainsi chaque jour les enfans à cette distance. Ce seroit
pour eux le plus grand des plaisirs, et bien
loin qu'ils en fussent fatigués, on les verroit,
à la suite de cette promenade, céder à l'impulsion de leur activité et de leur vigueur, et
courir, sauter et jouer tout le long de la journée ; et on peut ainsi rendre vif et gai un enfant
lent et triste, donner de la force et de la santé
à celui qui est valétudinaire, et faire contracter
à tous deux des habitudes salutaires.

» Il est quelques bagatelles auxquelles on
devroit aussi faire attention pour l'intérêt des
enfans. Par exemple, on devroit veiller à ce
qu'ils fussent étendus, et non ployés dans leur lit.
Je ne veux pas dire qu'il faut les faire tenir

roides comme une momie , mais que leurs membres doivent être libres et aisés. J'ai quelquefois vu, sur-tout en hyver, des enfans d'un ou deux ans placés au lit dans une position aussi courbée que lorsqu'ils étoient dans le sein de leur mère ; la gêne de cette posture leur occasionnoit des sueurs abondantes. On préviendra cet inconvénient en les étendant dans leur lit; le sommeil relâchant tous les muscles, les genoux se trouveront naturellement un peu ployés. On devroit aussi les habituer à se servir indifféremment des deux mains; car en se servant plutôt de l'une que de l'autre, on rend non seulement la main et le bras qu'on emploie de préférence , mais aussi le même côté du corps, plus gros que l'autre ; et c'est quelquefois une cause de difformité. Il ne seroit pas inutile non plus de les accoutumer de bonne heure à bien articuler, en prononçant distinctement les mots qu'on emploie avec eux, au lieu de se servir du langage enfantin , et de répéter de la même manière qu'eux leurs paroles inarticulées, ce qui est cause, à mon avis, que quelques-uns peuvent à peine parler intelligiblement à sept ans. Il me semble qu'on ne devroit pas craindre d'en faire trop tôt des créatures raisonnables ». . . . . . .

Comme cet essai était écrit en forme de lettre, le docteur Cadogan le termine par une apologie à la personne à qui il l'avoit adressé pour le peu d'ordre avec lequel il lui avoit exposé ses idées, il convient avec beaucoup de franchise qu'il n'avoit eu « ni assez de temps ni assez de patience pour s'occuper de forme et d'arrangement, ou pour s'appuyer d'argumens tirés de principes physiques. Tout ce que j'ai eu à cœur, dit-il, c'a été d'être intelligible et utile, et j'ai en conséquence évité, autant qu'il m'a été possible, tous les termes de l'art, ainsi que les citations savantes que l'on fait aussi souvent par vanité et pour montrer de l'érudition, que pour s'appuyer de preuves........ Je n'ajouterai qu'un mot pour donner de la confiance aux personnes qui seroient tentées de suivre la méthode que je conseille, c'est que je suis père, et que je l'ai pratiquée moi-même avec le plus heureux succès ».

Dans un *Post-Scriptum* ajouté à la dixième édition de cet ouvrage, faite en 1769, l'auteur s'exprime de la manière suivante :

« Il y a déjà plus de vingt ans que cet essai est écrit ; et si j'y ai fait de légers changemens, ce n'a été uniquement que pour éclaircir des passages qui présentoient quelque difficulté, quelque obscurité apparente : je n'ai d'ailleurs jusqu'à ce moment trouvé aucun motif pour altérer essentiellement aucune des opinions qui y sont exposées. Mon but a été constamment d'être simple et clair. Cependant on s'y est singulièrement mépris. Quelques personnes ont trouvé étrange que cet essai ne donnât pas de remèdes pour guérir toutes les maladies des enfans, tandis qu'il a été écrit dans l'intention d'en prévenir le besoin en fortifiant leur tempérament, et en assurant leur santé ; chose bien différente (quoi qu'on en puisse croire) de la guérison des maladies. Peut-être que les enfans malades ou foibles , soit que leurs infirmités viennent de la nature , soit qu'il faille les attribuer à la manière défectueuse dont ils ont été élevés, ne peuvent pas être traités immédiatement suivant ma méthode, et doivent d'abord être guéris de leurs maladies par un médecin habile, lequel, s'il est honnête homme , ordonnera, après la cure, et pour les conserver en force et en santé, le traitement que je conseille , ou tout autre analogue. Mais je suis très convaincu qu'il se commet des erreurs importantes dans le traitement des maladies des enfans aussi-bien que dans la manière de les élever. Je dois condam-

ner sur-tout l'usage fréquent des préparations
d'antimoine et de mercure, qui peuvent donner un léger soulagement actuel, en dégageant
les phlegmes et les crudités, tuant les vers, etc.
mais dont je suis très persuadé que l'usage fréquent décompose le sang, relâche les fibres, et
détruit de toute manière le tempérament des
enfans. Il semble que tout ce qu'on desire,
quand on a recours à la médecine, c'est le soulagement du moment, et que ce soit aussi tout
ce que se proposent ceux qui l'administrent.
Bien peu de personnes ont la patience d'attendre
les effets lents, mais durables d'un régime raisonnable. Il en est qui négligent les points essentiels, pour ne s'occuper que de bagatelles.
Une dame, dont l'influence est très grande sur
l'esprit de ses amis, me disoit, il n'y a pas long
temps, avec un ton de reproche, qu'elle avoit
élevé son enfant d'après les règles prescrites
dans mon ouvrage, et que pourtant il étoit
mort. Je lui demandai si elle l'avoit nourri
elle-même? non. — S'il avoit été allaité par
une autre femme? — elle l'avoit fait nourrir au
biberon. — Alors, madame, vous ne pouvez
pas attribuer votre malheur à mes conseils,
car vous vous en êtes écartée dans le point
le plus important. — Oh! monsieur, d'après

vos avis , mon enfant n'a jamais porté de bas. — Les enfans, madame , peuvent mourir, soit qu'ils portent ou non des bas ». Il est impossible de citer un exemple plus fort de la folie qu'il y a à ne faire attention qu'à des bagatelles, tandis qu'on agit d'une manière diamétralement opposée aux conseils de la raison et de l'expérience dans les choses de la plus grande importance.

FIN.

NOTES

Du Docteur MALLET , Médecin de l'Hôtel-Dieu.

PAGE 15. « L'habillement doit être plus aisé, et
» aussi léger que le permet une chaleur conve-
» nable, etc. ».

Si les femmes ont abandonné les corps de baleine,
les jupons multipliés, les étoffes lourdes et pesantes,
ne pouvons-nous pas dire, avec vérité, qu'elles ont
passé d'un excès à l'autre ? Quel contraste en effet
ne présente pas l'habillement de nos Françaises, composé d'un corset de toile, d'un simple jupon de mous-
seline, recouvert d'une robe semblable qui ne couvre
ni les bras, ni la poitrine ! A combien de maladies
cette mode funeste n'a-t-elle pas exposé toutes nos
jeunes femmes? des infirmités de toutes espèces, des
fluxions, des douleurs aiguës, des rhumatismes opi-
niâtres , des rhumes, des fluxions de poitrine, des
pleurésies, des phthisies, la mort même les environne de toutes parts. Mais, nous disent-elles, c'est
la mode, et rien ne résiste à l'empire de la mode :
l'été, l'hyver, les froids même les plus rigoureux,
enceintes ou non, la perte assurée des enfans qu'elles
portent. Nulles réflexions sur cet affligeant tableau,
rien ne les arrête, et, je le dis avec effroi , cette
mode désastreuse ne finira que par la destruction
totale de notre brillante jeunesse.

Pourquoi donc vouloir, dans un climat qu'on appelle *tempéré*, et dont cependant l'atmosphère varie continuellement, qui passe de la plus grande sécheresse à une humidité excessive, de la chaleur au froid, qui dans nos plus beaux jours, dans le printemps, dans l'été, dans l'automne, est très chaud dans la journée, et souvent très frais le soir et le matin ; pourquoi donc, dis-je, vouloir être vêtues aussi légèrement que si nous habitions un pays dont la chaleur seroit douce et toujours égale ?

Si nous consultons la nature, dit avec raison l'Auteur de cet Ouvrage, page 147, ne voyons-nous pas les animaux qui habitent le Nord vêtus plus chaudement que ceux qui habitent le Midi ? Cette mère prévoyante n'a-t-elle pas donné aux animaux du Nord des poils plus longs, plus doux, plus touffus qu'à ceux du Midi ? dans notre climat même, ne sont-ils pas plus couverts de poils pendant l'hyver ?

On m'objectera sans doute que l'homme pouvant passer d'un climat à l'autre, et étant exposé journellement aux variations et aux intempéries de l'air, peut et doit être élevé, dès son enfance, à supporter sans danger le froid, le chaud, la pluie, le vent, et tous les changemens de l'atmosphère.

Ce système imaginé de nos jours par un Auteur célèbre, a eu beaucoup de partisans qui, l'ayant mal entendu, l'ont exagéré dans la pratique. Mais pour un petit nombre d'enfans dont la constitution a été assez forte pour résister aux erreurs de cette éducation, combien d'autres en ont été les victimes ?

Tout nous démontre les effets bienfaisans de la chaleur; c'est elle qui développe tous les germes, qui fait croître et végéter les plantes et les arbres pendant le printemps et l'été; que de soins et de travaux pour y suppléer pendant l'hyver ! des couches, des châssis, des serres chaudes pour la remplacer.

Si nous jetons un coup - d'œil sur les oiseaux, que de précautions pour procurer à leurs œufs et à leurs petits cette douce chaleur si nécessaire à leur développement ! des nids artistement faits, tapissés en dedans de laine, de duvet, de leurs plumes même dont les mères se dépouillent; cette patience cette assiduité à couver les œufs jusqu'à ce qu'ils soient éclos, et les petits jusqu'à ce qu'ils aient acquis assez de force pour quitter le nid. Si nous considérons les oiseaux et les animaux qui ne couvent pas, comme l'autruche et la tortue, n'ont-ils pas la précaution d'enterrer leurs œufs dans le sable à l'exposition du soleil, pour suppléer à la chaleur maternelle dont ils sont privés?

La nature elle-même nous indique combien la chaleur est nécessaire à l'homme pour sa conservation, ce qu'elle nous démontre encore par la sensation désagréable et douloureuse que nous fait éprouver la rigueur du froid.

Suivons donc la nature, et préservons nos enfans d'un froid trop rigoureux pendant les premières années de leur vie, si nous voulons les conserver.

Page 177. « On trouvera peut-être que la chaleur » avec laquelle j'ai recommandé l'inoculation, etc. ».

Si l'Auteur de cet Ouvrage eût connu la vaccine, il n'eût pas recommandé l'inoculation avec la chaleur dont il parle.

Je n'ignore pas les avantages qu'a présenté l'inoculation lors de sa découverte, je me suis montré même un de ses partisans à la Faculté de Médecine de Paris, en 1764. Les calculs de mortalité de la petite vérole inoculée, comparés à ceux de la petite vérole naturelle, ou gagnée par contagion, ont décidé la question en faveur de l'inoculation de la manière la plus évidente, « Puisque, d'après les calculs, » dit M. de la Condamine, première partie, cha- » pitre I, page 2, et note première, il meurt en » général de la petite vérole un septième, quelque- » fois un cinquième, et que le plus grand risque de » mourir de l'inoculation n'est évalué, par plus de » six mille expériences, qu'à un sur 376. »

Mais que prouvent ces calculs ? sinon, qu'il y a tout à gagner pour les gouvernemens en conservant un plus grand nombre de sujets, et qu'il n'en est pas ainsi pour un père et une mère attachés à leurs en- fans, qui en les faisant inoculer, ne peuvent se dissi- muler qu'il est possible qu'ils soient malheureusement du nombre de ceux qui périssent des suites de l'ino- culation. Je ne puis à cette occasion passer sous si- lence l'événement malheureux arrivé au docteur Gandoger, médecin à Nanci, homme distingué par ses connoissances profondes en médecine, et grand partisan de l'inoculation, qui inocula lui-même sa fille unique, eut le malheur de la perdre, et que le désespoir de lui avoir donné lui-même la mort, conduisit au tombeau à la fleur de l'âge.

« Mais, dit notre Auteur, page 177, c'est parce
» qu'il y a bien peu d'enfans qui soient nourris sui-
» vant ma méthode, que je crois utile de les mettre
» en garde contre tout danger possible de gagner
» accidentellement la petite vérole; il est en outre
» important de pouvoir être maître du temps, du
» lieu et des circonstances où l'enfant contracte cette
» maladie ».

Nous ne disconvenons pas des grands avantages de l'inoculation, et il est évident que n'ayant pas d'autres moyens de nous soustraire aux ravages de la petite vérole, il étoit de la prudence et de la sagesse des médecins éclairés, de l'admettre avec toutes les précautions indiquées par tous les médecins qui ont pratiqué cette opération; mais aujourd'hui que nous connoissons les effets salutaires de la vaccine, qui nous offre un moyen sûr d'anéantir la petite vérole sans courir aucun risque, pouvons-nous balancer à rejeter l'inoculation?

(1) « C'est à l'Angleterre que nous devons la dé-

____

(1) Voyez le Rapport du Comité central de la vaccine, p. 4 et 5.

» couverte de la vaccine, ce présent si précieux pour
» l'humanité; c'est aux observations de MM. Woo-
» deville Pearson, et Simmons, publiées dans les
» journaux, que nous sommes redevables d'en avoir
» eu connoissance en France; c'est le docteur Col-
» ladon, médecin de Genève, qui a apporté le pre-
» mier du fluide vaccin à Paris ».

C'est au zèle infatigable, aux soins et aux travaux
du Comité de la vaccine établi à Paris par le Gouvernement, c'est à ses observations sans nombre,
recueillies de tous les côtés, c'est aux expériences
multipliées pour s'assurer de l'existence de la vaccine, et de son effet préservatif de la petite vérole,
que nous devons la certitude de parvenir un jour à
expulser de notre patrie ce fléau terrible.

Une multitude d'enfans ont été vaccinés, et ino-
culés, deux mois, six mois, un an même après avoir
été vaccinés, et n'ont point eu la petite vérole. Des
mères qui avoient été vaccinées, qui nourrissoient
des enfans couverts de petite vérole, ont échappé à
la contagion.

(1) La femme du citoyen Vautier, boucher à
Pantin, village situé près Paris, donnoit les soins les
plus assidus à son mari qui avoit une petite vérole
confluente; vers le onzième jour de la maladie de
son mari, elle éprouva le mal de tête, la courbature,

---

(1) Ce fait m'est particulier.

la fièvre pendant deux jours, le vomissement, symptômes précurseurs de la petite vérole. Je lui conseillai de se faire vacciner promptement. Je la vaccinai
moi-même dans ces circonstances, et elle fut pré-
servée.

Un nombre infini d'enfans qui avoient eu la petite
vérole naturelle, qui portoient des marques qui ne
permettoient pas d'en douter, ont été vaccinés sans
que le virus vaccin se soit développé chez eux, et y
ait produit aucun effet.

Malgré l'authenticité de tous ces faits, qui tous démontrent jusqu'à l'évidence l'effet préservatif et salutaire de la vaccine, que de patience et de courage
n'a-t-il pas fallu au Comité de la vaccine pour vaincre
tous les obstacles qui se sont présentés, pour détruire
l'imposture, la calomnie et la mauvaise foi des anti-
vaccinateurs? Que de faits faux, absurdes, ridicules
même n'ont-ils pas avancés? Combien n'ont-ils pas
répété que des enfans vaccinés avoient contracté
la petite vérole, que plusieurs en étoient morts,
qu'un, entr'autres, avoit péri en poussant des cris
affreux, en beuglant même comme les vaches; enfin,
que plusieurs avoient éprouvé des maladies qui leur
avoient été communiquées par la vaccine? tous faits
controuvés et reconnus pour faux par les informations exactes prises par le Comité de la vaccine, et
vérifiés par plusieurs membres de ce Comité qui se
sont transportés chez les parens des malades, pour
s'assurer eux - mêmes de la vérité. Concluons donc

que si nous avons des vœux à faire, ce ne sera pas
pour déterminer le Gouvernement à employer le
pouvoir nécessaire pour rendre la pratique de l'inoculation générale, comme le propose le docteur
Buchan dans sa *Médecine Domestique*, tome II,
chapitre XII, page 246, ce qui ne détruiroit pas
la petite vérole; mais bien pour que toutes les puis-
sances donnent à l'opération de la vaccine toute
l'étendue possible, obligent même toutes les familles
à faire vacciner leurs enfans, seul moyen sûr de parvenir un jour à éteindre entièrement le germe de
la petite vérole.

FIN DES NOTES.

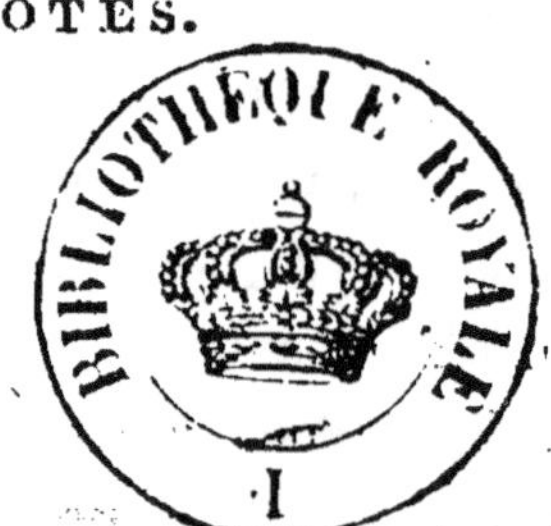

TABLE

DES CHAPITRES.

Fin de la Table.

ERRATA.

Page 8, ligne 28 , d'une bise, *lisez* d'une brise.
  31,   8, quech, *lisez* quench.
  34,   27, petite nourriture , *lisez* petite quantité de nourriture.
  57,   17, pour procurer la, *lisez* pour se procurer leur.
  71,   12, et d'augmenter , *lisez* et à redoubler.
  71,   22, et d'employer, *lisez* et à employer.
  90,   17, vaisseaux lactés , *lisez* veines lactées.
  93,   19, les poumons , *lisez* ses poumons.
  97,   25, ne doivent, *lisez* ne devront.
 154,   14, des cors sensibles et douloureux, indicateurs, *lisez* des cors, sensibles et douloureux indicateurs.
 154,   25, aussi une affreuse , *lisez* une aussi affreuse.
 157,   5, qui n'y entendoient, *lisez* qui n'en savoient.
 194,   26, la proportion , *lisez* la portion.
 198,   23, nous nous écarterons, *lisez* nous nous écartons.
 200,   14, surveiller, *lisez* veiller.
 248,   22, à s'en rapporter, *lisez* par s'en rapporter.
 257,   5, pratiquer, *lisez* pratiquer aussi bien.
 264,   24, pour en être venu, *lisez* pour en venir.
 290,   13, les maux, *lisez* des maux.
 296,   6, en grand frais, *lisez* en grands frais.
 306,   18, des nourrices, *lisez* de nourrices.